内容提要

男性生殖健康是目前医学科普中的重要话题和热点。对个人健康、家庭和谐及国家未来发展有重要的作用。本书汇集了7位资深医生，从男科、妇产科及检验科的视角为读者讲解男性生殖健康知识。全书分为五篇，分别是生理篇、健康篇、功能篇、体检篇、男性不育篇，内容通俗易懂，风趣幽默，图文并茂，实用性强，主要面向成年男性，尤其适合30岁以上缺乏生殖健康知识，以及忙于工作而疏于自我健康管理的男性。

图书在版编目(CIP)数据

男性呵护手册/辛明蔚，熊云棋，张萌主编. —上海：上海交通大学出版社，2024.3
ISBN 978-7-313-28807-3

Ⅰ.①男… Ⅱ.①辛…②熊…③张… Ⅲ.①男性—生殖医学—手册 Ⅳ.①R339.2-62

中国国家版本馆CIP数据核字(2023)第098123号

男性呵护手册
NANXING HEHU SHOUCE

主　　编：辛明蔚　熊云棋　张　萌
出版发行：上海交通大学出版社
地　　址：上海市番禺路951号
邮政编码：200030
电　　话：021-64071208
印　　制：上海新艺印刷有限公司
经　　销：全国新华书店
开　　本：710mm×1000mm　1/16
印　　张：12.5
字　　数：184千字
版　　次：2024年3月第1版
印　　次：2024年3月第1次印刷
书　　号：ISBN 978-7-313-28807-3
定　　价：58.00元

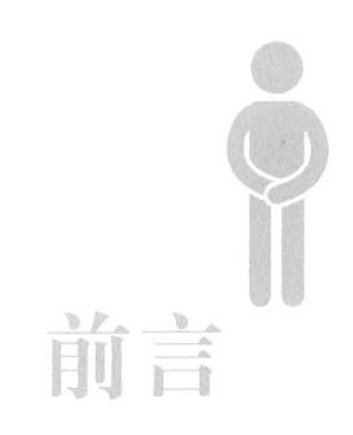

前言

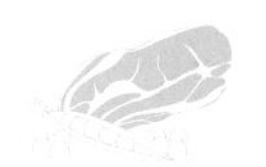

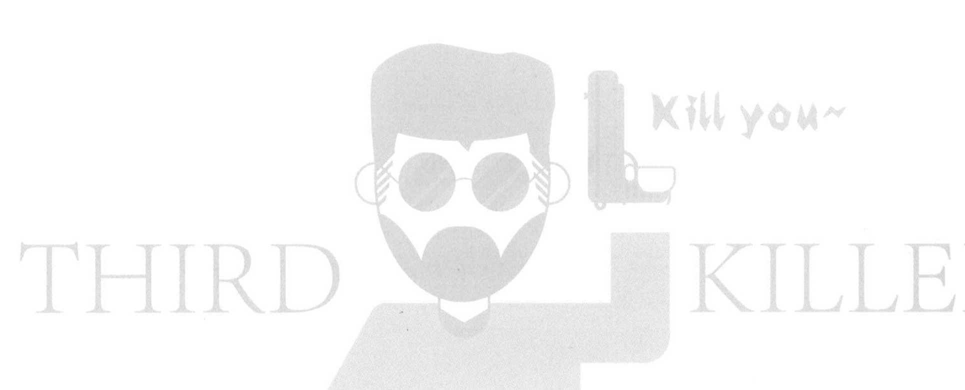

据世界卫生组织报告，男科疾病是心脑血管疾病、癌症之外，威胁男性健康的第三大杀手。男性不育症、前列腺疾病、性功能障碍、男性更年期综合征等疾病的发病率逐年升高，严重影响着男性的生活。男性健康已成为非常普遍的公共卫生问题。

研究显示，男性预期寿命比女性少4～7年，男性群体各种重大慢性疾病的患病率较高，但就诊率特别低。男科疾病恰恰是一些慢性疾病如糖尿病、心脑血管疾病的早期症状和预警信号，是男性健康的风向标。

与临床其他学科相比，男科学起步较晚，大部分人对男性相关疾病并不重视，对疾病的认识也比较局限，同时男科疾病往往与“性”和“生殖”紧密相连，涉及“男科疾病”的问题时，患者大多遮遮掩掩、羞于启齿。在男性健康服务需求不断增加的背景之下，相对

应的则是男科疾病防治知识贫乏、人民群众的男性健康知识匮乏、基层男科专科医生缺乏，巨大的男科疾病服务需求人群与弱小的男科专业队伍形成鲜明对照，大多数男科患者“求医无门”。而且男性健康知识的宣传渠道与内容良莠不齐，导致众多男性疾病患者有病无处医或有病乱投医，引发男科患者上当受骗事件层出不穷。因此，对大众进行男性健康知识的科普，正合时代所需。

本书邀请了7位从事临床工作的一线医护人员，本着解决男科疾病“隐蔽性”和“治疗难”的目标，围绕各类男科疾病，结合当前男科治疗临床实践，以图文并茂的形式，编写了这本《男性呵护手册》。在文字撰写上，为契合当前不断上升的社会文化水平，编写者不仅采用了通俗易懂的科普语言，同时也有选择性地收集了专业期刊、文献、会议报告等学术性内容，使读者在获得趣味的同时，也能够深入认识背后的专业知识，以便更充分地了解男科疾病，更有效地预防男科相关疾病。相信这本书一定能成为广大读者的好朋友！

辛明蔚

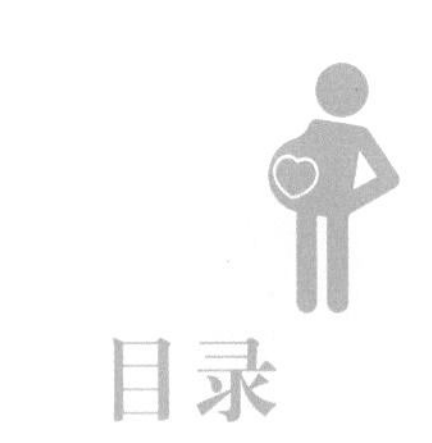

目录

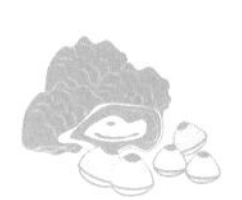

生理篇

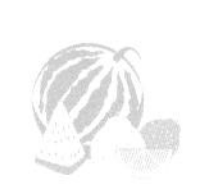

健康篇

功能篇

体检篇

男性不育篇

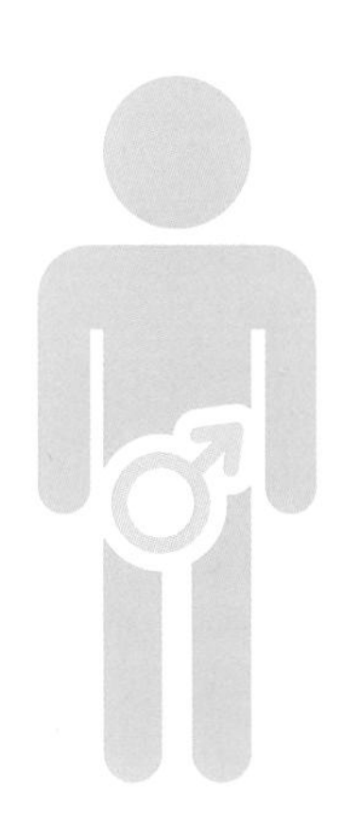

生理篇

为什么年龄越大，越“力不从心”？

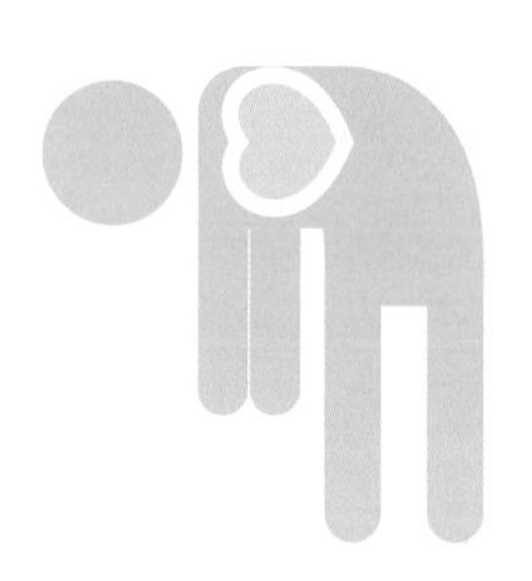

老张和妻子结婚20多年了，从新婚燕尔时的如胶似漆，到现在的相敬如“冰”。婚后他们一直相濡以沫、互相扶持，但这种生活总是让人觉得缺了点激情滋味。老张觉得这可能是由于结婚多年，两人忙于生计，性生活频率下降造成的。

最近两人双双退休，孩子也都结婚成家，不用操心了，于是两人决定重拾激情，好好地享受下二人世界。但是他们很快发现，不服老不行，老张再也不是年轻时那个身强力壮的小伙子了。

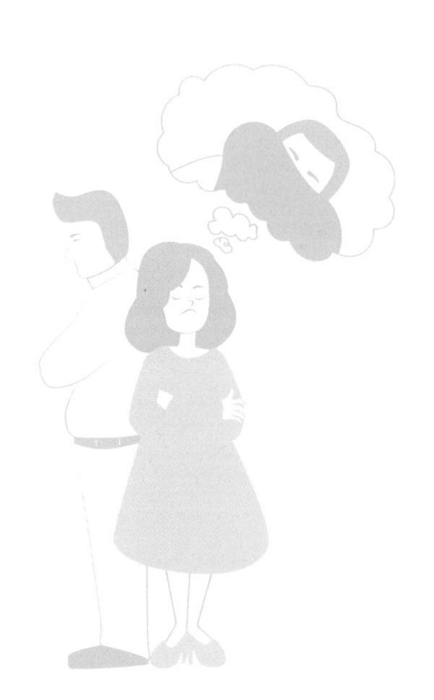

岁月不饶人，如今的老张常常1分钟就草草结束了战斗。虽然妻子什么也没说，但老张还是从妻子的脸上察觉出了失望。在这样尴尬的境地下，老张很是无奈，甚至开始恐惧并抗拒和妻子的性生活。时间一长，妻子也不满老张的冷淡，甚至怀疑老张是不是外边有了“第三者”，闹着要和老张离婚！

这样的故事在我们生活中并不少见，有许许多多个这样的“老张”因为性功能障碍的问题来求助医生，这些病患的年龄大多超过了50岁。据相关数据统计，我国至少有5000万名男性患有性功能障碍，这些“难言之隐”不仅给男人的身体和心理带来较大的影响，也是导致家庭不和谐的主要因素之一。

那么很多人可能会问，为什么男人年龄越大就越“不行”？假如发现自己“不行”又该怎么办呢？别害怕，今天我们就从医学的角度来解释这个问题，希望能帮助有同样问题的男同胞摆脱困扰。

男人上了年纪就“不行”了吗？该如何治疗呢？

很多男性过了50岁，都会感觉力不从心，仿佛自己老了一大截，这其实是正常现象。这是因为，睾丸激素水平会随着年龄的增加而下降，性功能也会随之下降，继而带来最明显、最严重的问题之一就是性功能障碍，主要包括以下几个方面：

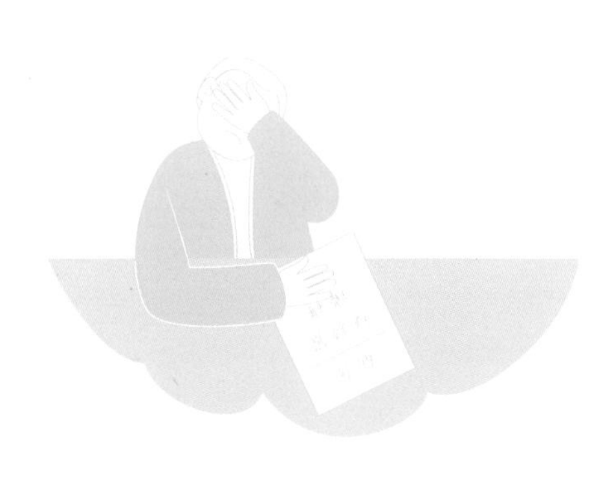

（1）勃起功能障碍（勃起/保持勃起困难）。

（2）早发性射精（达到性高潮太快）。

（3）延迟射精或射精抑制（达到性高潮太慢或根本没有）。

（4）性欲低下（对性生活的兴趣降低）

不过各位男同胞也不用过于担心，目前临床上针对性功能障碍的治疗方法已经很成熟了。关于常见的性功能障碍和对应的治疗方法，大家可以拿出小本本记笔记啦！

1. 阳痿的临床治疗方法

阳痿在医学上也称为“勃起功能障碍”，是指阴茎不能正常勃起（也就是勃起困难）、勃起不坚或勃起持续的时间过短，以至于不能正常插入女性阴道、完成满意性生活的一种病症，是男性常见的性功能障碍之一，病程往往持续3个月以上，会严重影响患者及其性伴侣的生活质量，在给患者的身心带来伤害的同时，也严重影响了患者家庭的和谐和稳定。值得一提的是，阳痿也是心血管疾病的早期症状和危险信号之一。

目前针对勃起功能障碍最常见的治疗方法有以下几种：

（1）口服药物（PDE5抑制剂）：西地那非、伐地那非、他达拉非、阿伐那非。为了达到最佳效果，患有勃起功能障碍的男性在发生性行为前1～2个小时服用这些药物。服用这些药物需要阴茎保持正常的神经功能。PDE5抑制剂能改善勃起反应，帮助血液流入阴茎内血管。按说明书使用这些药物，大约70%的男性性功能表现良好，勃起状态也更好。

（2）睾丸激素治疗（在血液检测中发现睾丸激素偏低时使用该治疗方法）。

（3）阴茎海绵体内注射治疗。

（4）尿道内给药（前列地尔尿道栓）。

（5）真空安装设备：真空勃起装置是一种塑料管，可以从阴茎上滑过，与身体皮肤形成密封。管子另一端的泵在勃起组织周围形成低压真空，从而导致勃起。然后将弹性环滑到阴茎底部，这可以将血液保存在阴茎中（并保持其坚硬）长达30分钟。经过适当的培训，75%的男性可以借助真空勃起装置正常勃起。

（6）阴茎植入物。

（7）对一些有严重盆腔创伤史的年轻男性进行阴茎动脉损伤旁路手术。

另外，为了寻找治疗阳痿更好的方法，目前科学家正在研究几种恢复性或再生性治疗方法：

（1）体外冲击波疗法，旨在固定勃起组织并帮助恢复自然勃起。

（2）海绵体内注射干细胞，促进海绵体组织再生。

（3）腔内注射富含自体血小板血浆，促进海绵体组织再生。

此外，阳痿也可能和情绪问题有关，包括关系冲突、生活压力、抑郁或焦虑等问题。

2. 早泄的临床治疗方法

早泄，又称为早发性射精，具体治疗方法包括以下6种：

（1）心理辅导。因为部分早泄患者是由于心理因素的作用才导致性功能障碍，所以需要伴侣双方相互配合、相互理解，才能获得良好的疗效。

（2）骨盆底练习。无力的盆底肌可能会削弱延迟射精的能力，所以盆底肌肉群对男女的性功能均有助益。就男性而言，盆底运动（凯格尔运动）可以帮助加强对这些肌肉的控制，比如增强球状海绵体等肌肉群，来达到改善膀胱功能、提高性能力的目的。具体的做法是：收紧盆底肌肉，保持收缩3秒钟，然后放松3秒钟，连续尝试几次。当你的盆底肌肉变得更强壮时，可尝试在坐着、站着或走路时做凯格尔运动。目标是每天至少重复3组，每组10次。

（3）生活管理。疲劳、压力大、长时间没有性生活都可造成偶尔的早泄，去除这些不利因素后就可以恢复正常性功能。若出现长期早泄的情况，则需要系统调理。首先要规律作息，其次要戒除烟、酒等不良习惯，坚持锻炼有助于改善体力。以上都是和谐性生活的有力保障。

（4）避孕套。避孕套可能会降低阴茎的敏感性，有助于延迟射精。“高潮控制”避孕套含有麻醉剂，如苯佐卡因或利多卡因，或由较厚的乳胶制成，以帮助延迟射精。

（5）外用药物。含有局部麻醉剂或喷雾剂，如苯佐卡因、利多卡因或丙胺卡因，有时用于治疗早发性射精。在性交前10～15分钟将这些产品涂抹在阴茎上，可以减弱感觉并延迟射精。

（6）口服药物。许多药物可能会引发延迟性高潮，包括抗抑郁药、镇痛药和5型磷酸二酯酶抑制剂。这些药物一定要遵医嘱使用，可以单独使用或与其他治疗方法联合使用。

慢性病和性障碍有关系吗？

不可否认，年龄是导致50岁及以上男人“力不从心”的最大因素。但除了年龄，由于衰老导致的慢性病也是不可忽视的因素，主要有以下两方面影响。

（1）慢性病及其治疗会对性功能产生负面影响，会扰乱性反应周期中的欲望和兴奋阶段。比如，糖尿病患者生活方式的改变，可能会对患者的身体形象和自我认知产生负面影响。神经系统紊乱可能影响性欲、性唤起和性高潮。

（2）慢性病的治疗也会扰乱性反应周期。抗高血压药物对性觉醒有负面影响；精神药物干扰性欲和性唤起，也能扰乱性高潮。手术治疗，如经尿道前列腺切除术，可以破坏交感神经和副交感神经通路，影响性唤起和性高潮。

所以，在治疗性功能勃起障碍的时候，患者一定要如实地告知医生自己的慢性病史，建议定期体检。假如发现自己性功能出现异常，可以通过高级勃起功能测试进行筛查，这个检查很精细，主要包括以下 6 个项目：

（1）检查血液中睾酮和其他雄性激素。

（2）血糖值检测。

（3）超声（阴茎多普勒）检查血流。

（4）向阴茎注射血管刺激剂以引起勃起。

（5）部分患者需要进行动脉造影、核磁共振成像或 CT 扫描检查。

（6）夜间阴茎勃起实验，是一种检查睡眠勃起的夜间测试。

男性日常生活保养建议

了解了性功能障碍的病因和治疗方法，读者可能会问：“有没有什么方法可以预防这个病啊？”

答案是“有”。生活中我们也不难看到有这样一部分人，他们虽年过 50，但身体的功能不降反升，“老当益壮”，除了先天的身体条件之外，这些男同胞们之所以能维持这样的身体素质，要归功于他们在日常生活中的保养。所以，男同胞们无论身处哪个年龄阶段，都要重视保养，这是关乎“性”福的秘诀。

1. 这些食物要多吃

（1）生菜、菠菜及其他富含硝酸盐的蔬菜：研究表示，绿叶蔬菜中的硝酸盐是舒张血管的天然化合物，所以多吃这些蔬菜不仅有利于心脏健康，还能提高男性性能力。

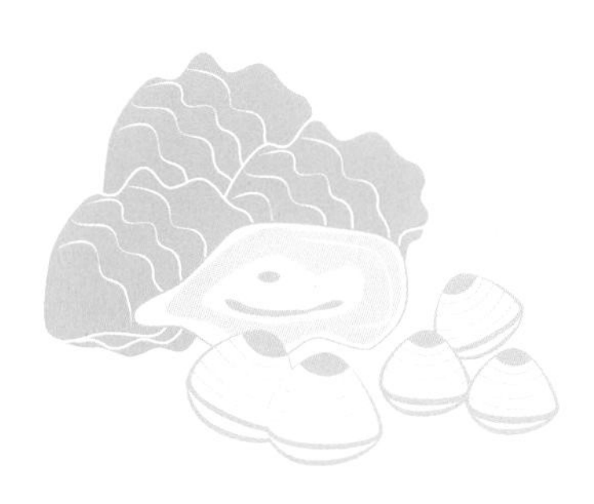

（2）牡蛎及其他贝类海产品：牡蛎和其他贝类对治疗阳痿有一定的辅助作用，因为这些食物中富含锌，而锌是一种重要的矿物质，对雄激素的分泌和精子的产生起着至关重要的作用。男性体内如果缺锌的话，容易导致性成熟延迟、精子异常和睾丸激素水平低下。所以多吃牡蛎等贝类产品，能在一定程度上改善阳痿的症状。

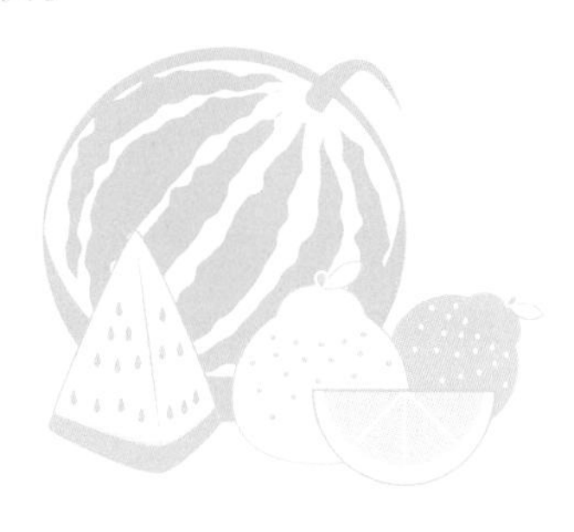

（3）西瓜、番茄、葡萄柚等富含番茄红素的食物：番茄红素广泛存在于西瓜、番茄这些红色水果中。一方面，番茄红素有着保护男性前列腺的作用；另一方面，番茄红素能提高精子活力，番茄红素的抗氧化特性能够对精子起到保护作用，为精子提供相对健康的活动环境。

（4）鳄梨：鳄梨富含膳食纤维和健康脂肪，能促进血液流动，有助于心血管健康。

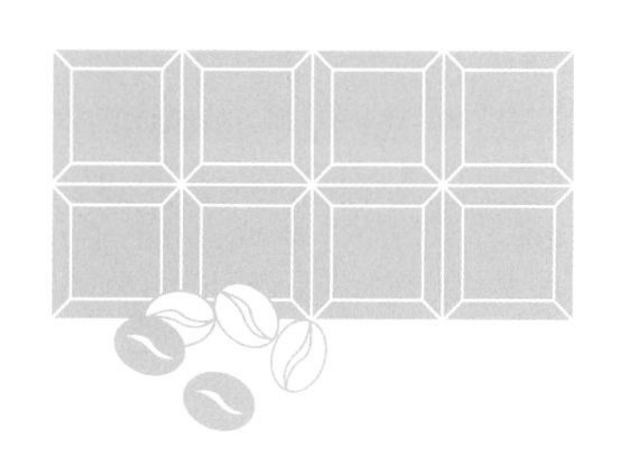

（5）可可、黑巧克力和其他富含黄酮类的食物：勃起功能障碍和心血管健康有关，所以心脏病、高血压、肥胖等都可能成为勃起功能障碍的风险因素，而黄酮是具有抗氧化作用的天然植物化学物质，已被证实可以改善血管和血压功能，

所以男性平时可以多吃一些富含类黄酮的食物，减少勃起功能障碍的发病率。

（6）清淡、营养、简单的食物：又称“地中海饮食”，主要以蔬菜水果、五谷杂粮、豆类、鱼类、橄榄油为主。地中海饮食可以改善心血管健康，降低勃起功能障碍发生的风险。

2. 远离这些食物

（1）脂肪：引起勃起功能障碍的原因很多，其中高脂血症就是一个重要因素。高脂血症会引起阴茎海绵体动脉以及和它相连的动脉发生粥样硬化，从而导致粥样斑块的形成，使管腔变得狭窄，血流不通，最终导致勃起功能障碍。而过量摄入饱和动物脂肪、反式脂肪和胆固醇，会加剧动脉粥样硬化的形成，增加心脑血管疾病的发生率，从而引发勃起障碍，所以男性最好不要多吃油腻的食物。

（2）糖：糖吃多了为什么不好呢？如果机体摄入过量的糖，那么多余的糖就无法被人体吸收利用，这部分糖最终会以脂肪的形式囤积，引发肥胖。除此之外，摄入过量的糖还会引起血糖升高，诱发心血管疾病，从而增加勃起功能障碍的发生率。

（3）酒精：酒精会给阴茎海绵体的血管造成刺激，加剧血管动脉硬化，使机体发生勃起功能障碍。研究表明，72%依赖酒精的男性同时患有一种或多种性功能障碍，包括勃起功能障碍、早泄、性欲降低等。

（4）对睾酮水平产生负面影响的食物：腌制食品、加工肉类、高脂肪酸食品、精制糖、烧烤和油炸食品、低脂肪食物等。

除了注意饮食，日常生活中也要记得多运动，养成良好的生活作息。当然最重要的是要有一个好心情，和自己的伴侣积极地沟通，多分享生活中的亲密时光。希望本节内容能给身处同样困境的男同胞一点帮助，拥有幸福和谐的两性生活。

男性多大岁数会失去生育能力？

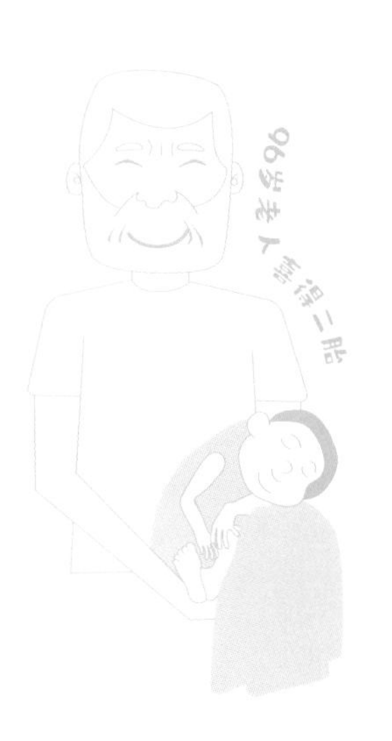

大家都知道，女性到了一定年纪之后，会因为绝经而失去生育能力。相比之下，男性似乎不会失去生育能力。曾经网上的爷孙恋新闻轰动一时，高龄老人和20岁出头的少女相恋结婚，甚至还生下了孩子。那么男人的生育能力真的如此强悍，可以丝毫不受年龄因素的影响吗？

实际上，从专业的角度说，男性也有最佳生育年龄，生理方面肯定会受年龄的影响。这是为什么呢？

男性真的不会绝育吗？

2012年，国外一位96岁的老人成为父亲的消息成为全球头条新闻，他打破了世界上最年长父亲的纪录——他本人在94岁时创造的纪录。年长的男人生育孩子并不罕见，尤其是在名人的世界里。事实证明，从青春期一直到老年，男性都可以产生精子并生育孩子。

这个案例也让我们不得不感慨，男性和女性在生育能力方面的差异真的很大！女性在超过一定年龄值后，大概率就会失去做母亲的能力，所以女性往往会有一个最佳生育年龄，但男性却不同，在生物学上，男性往往被认为会更持久地保持生育能力，所以似乎没有“男性最佳生育年龄”这一说。

但事实真的如此吗？

越来越多的研究表明，男性的生育能力也会受到年龄因素的影响。虽然，男性的生育能力不会像女性那样，到了一定年龄就突然停止，但这并不意味着男性的生育能力可以不受年龄的影响。

男性超过一定年龄后，睾丸仍然可以生成雄激素和产生精子，这可以使一些男性即使在 90 岁高龄也具备生育能力。

然而，在 2015 年的一项荟萃分析研究中，科学家分析了来自 90 项研究的数据发现，男性年龄与精液量减少、精子总数减少、精子运动能力下降和正常精子形态百分比下降有关。

而且，年长的父亲也会对孩子产生负面影响。所以，男性最好在最佳生育年龄——35 岁之前，进行造人计划。否则在 40 岁之后生育会变得越来越困难。造成生育困难的原因主要包括以下几点：

（1）精子质量会随着年龄的增长而下降。随着年龄的增长，精子的数量减少，精子的形状（形态）、活力（运动状态）都可能恶化，从而使男性的生育能力下降。

（2）高温。温度过高会影响睾丸的生精功能。精子产生的理想温度比正常体温要低一些，所以，如果想要保持生育能力健康，应尽量远离高温。

（3）性欲降低。从大约 40 岁开始，男性的睾酮水平就会下降，导致性欲降低，进而影响生育。

（4）影响生育能力的疾病。有些疾病会降低男性的生育能力，比如精索静脉曲张、前列腺炎等男科疾病，会大大干扰男性的性功能，这些疾病在中老年男性中也更为常见，所以，男性同胞尤其是中老年同胞，平时也要注意预防这类疾病。

（5）女性因素的影响。女性的生育能力在 30 岁以后开始下降，35 岁以后下降得更厉害，年龄越大，受孕可能就越困难。

（6）不良的生活习惯。抽烟、喝酒、熬夜等这些不良的生活习惯，会降低精子的质量，从而导致男性的生育能力下降。

以上这些因素并不一定意味着你以后不能生育孩子，但确实会影响生育能力。

想生二胎、要三孩，40 岁算晚吗？

与 35 岁前生育相比，男性年满 35 岁后生育子女出生缺陷的发生率略有增加。如果男性在40～60岁生育,子女发生出生缺陷的风险会急剧增加。

现在我国逐步开放了三孩政策,很多大龄夫妻都跃跃欲试,虽然理论上可行,但是夫妻双方一定要做好孕前筛查,尤其是超过40岁的男性。具体的检查项目包括以下几个方面:

(1)一般体格检查和病史。检查生殖器是否健康,并询问是否有任何影响生育能力的问题,比如遗传疾病、外伤、慢性疾病或手术史等,必要时可询问青春期的性习惯和性发育情况。

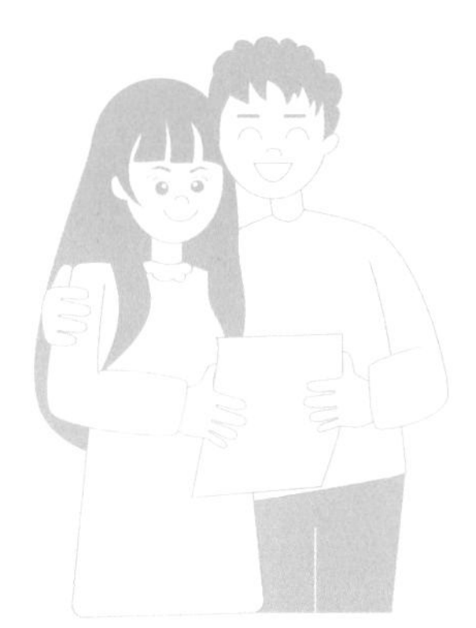

(2)阴囊超声。利用超声技术检查男性睾丸是否健康。比如附睾的形态、大小、内部回声是否有异常。阴囊超声可用于判断患者是否有睾丸鞘膜积液等情况。

(3)经直肠超声。该检查可以让医生检查男性的前列腺结构是否健康,并检测输送精液的管道是否存在堵塞的情况。

(4)激素检查。在男性的性发育和精子的产生过程中,垂体、下丘脑和睾丸产生的激素起到了至关重要的作用。激素检查主要用来判断男性是否有性功能障碍、不育疾病等异常。主要检查项目包括:①黄体生成素,用于检测生精细管发育是否异常、性腺功能是否正常等。②泌乳素,检查下丘脑—垂体功能是否存在异常,判断男性阳痿情况。③雌二醇,判断男性有无女性化的特征,也是睾丸癌的判断指标。④促卵泡生成素,可用于检查无精子症的病因。⑤睾酮,检测睾丸功能是否正常。

(5)射精后尿液分析。一般是用于"逆行射精"的检查。正常情况下,性交活动后精液会从尿道外口射出,但如果尿道外口没有精液射出,则有可能出现了逆行射精的情况,也就是精液向后进入膀胱,所以尿液中会存在"精子"。

(6)基因检测。遗传因素也是导致精子异常的主要原因之一,所以检查Y染色体可以明确由遗传原因导致的精子异常、不育等问题。

(7)睾丸活检。主要通过穿刺取得睾丸组织。可用来了解睾丸生精的状况，用于判断患者睾丸是否异常。如果一个男性不育，但是睾丸活检结果显示精子的产生是正常的，那么问题可能出在精子运输上。

哪些情况会导致男性不育？

男性如果想要自己的精子状态足够健康，生育出健康优质的宝宝，那么一定要注意以下几点：

（1）不要吸烟。吸烟、饮酒两大“恶习”会大大影响精子的质量，比如降低精子的活力，使精子的数量降低，还会增加精子的异常率，所以为了自己的健康和下一代的优生优育，建议戒烟。

（2）限制饮酒。酒精会降低睾酮的生成，从而影响睾丸的生精功能，以及增大阳痿的出现概率。所以男性应尽量不饮酒，尤其是正在备孕的“准爸爸”。

（3）不乱吃药。钙通道阻滞剂、三环类抗抑郁药、抗雄激素药物合成代谢类固醇会导致生育问题。

（4）避免高温。阴囊温度过高会阻碍精子的产生。为了保护睾丸生精功能，男性平时要少泡热水浴、少蒸桑拿，尽量穿着透气性好、宽松的衣物，减少久坐，远离高温环境。

（5）注意毒素。杀虫剂、铅等化学物质也会影响精子的健康，降低精子的质量，所以要避免接触这类有毒的化学物质，在喷洒农药时一定要穿戴好防护服，避免皮肤接触化学品。

由此可见，男性多少岁会丧失生育能力这个问题的答案因人而异，不能一概而论。虽然大部分男性只要身体健康，不管年龄多大，都有做“父亲”的权利，但和女性朋友一样，男性也有最佳生育年龄。如果想要保持良好的生育能力，需要从很多方面做起，比如加强生活管理，健康饮食，积极锻炼，保持良好的生活作息，这样才会有一个更强健的体魄。

戴两层避孕套更安全吗?

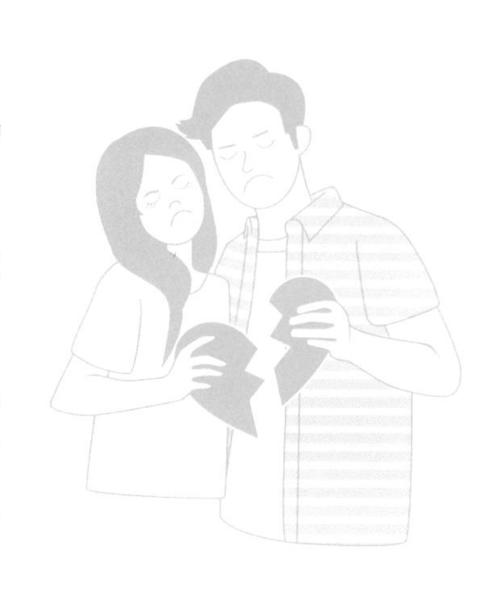

李先生一年前和自己的妻子离婚了,原因是李先生怀疑妻子出轨,自己被"戴了绿帽子",然而现实结果却出乎了所有人的意料。

事情还要追溯到一年前,那天李先生在家正和妻子享受难得的二人时光,突然接到公司让其出差的通知。本来出差项目的原定人选并不是他,但由于原本的项目负责人临时有事,人选空缺,李先生不得不"临危受命",接受公司安排出差。

虽然公司向李先生承诺出差回来后就给他升职加薪,但刚接到这个通知时,李先生内心是有些拒绝的,因为一旦出差,可能一年多无法回家,必须和妻子两地分离。而那时候,李先生刚结婚两年,有一个一岁多的孩子,正是夫妻感情最浓密、孩子最需要爸爸陪伴和疼爱的时候。但为了生活,为了给妻子和孩子创造更优渥的生活条件,李先生在权衡了利弊后,还是决定去出差。

得知李先生的决定后,他的妻子也十分不舍,即将分离的愁绪一直笼罩在两人之间,也许是为了更有仪式感的告别,也许是为了弥补未来一年的情感空缺,在离别之际,两人进行了热烈的夫妻运动。

出差之后,李先生十分挂念自己的妻儿,不仅在物质上尽可能地满足妻子,每月定时、足量地给妻子汇入大额生活费,让她去买一些自己喜欢的东西。在精神陪伴上也非常尽责,只要一忙完工作,就会和妻子视频,跟她聊天,问问她家里的情况,以此来弥补自己在家庭中的缺失,希望给妻子一丝丝慰藉。

就在李先生以为一年之期会在这样和谐安稳的日子中度过时,他的妻子却在他出差一个月后突然告诉他自己怀孕了。李先生一脸错愕,当初两个人同房的时候，自己特意做了安全措施，为了安全起见，还使用了两层避孕套！怎么可能会怀上呢？为此，李先生怀疑妻子出轨了。与此同时，李先生的妻子则坚称自己从来没有背叛过李先生，而且坚持要把孩子生下来。无奈的李先生只能抽空回家，和妻子办理了离婚手续。几个月后，“前妻”的孩子出生了。

等李先生出差结束后，在前妻的强烈要求之下，和新生的孩子做了亲子鉴定。结果显示，孩子确实是李先生的。李先生百思不得其解，咨询了医生之后，才得知使用两层避孕套可能会导致避孕失败。追悔莫及的李先生在看到鉴定结果之后试图挽回婚姻，无奈妻子已经心灰意冷，并且遇到了更好的人。最后二人商定共同抚养孩子。

没错，事情的真相就是这么离奇，那么，为什么戴两层避孕套不但没有更“保险”，反而导致怀孕？生活中你是否也遇到过类似的乌龙事件呢？接下来就聊聊避孕套的那些事儿，一起来看看避孕套的使用误区吧。

避孕套从何而来，要到哪里去？

谈起避孕套，不得不说这是人类最神奇的发明之一。从公元前开始到现在，避孕套的形式一直在变化。

最早在公元前1000年，就有使用避孕套的记录。与今天的乳胶或聚氨酯材料不同，早期的避孕套由涂油的丝纸、亚麻护套、皮革或非常薄的空心牛角制成。

到了16世纪，避孕套开始用于预防性病。1855年，橡胶作为避孕套的组成部分被引入。当时，人们被告知这些橡胶可以清洗并重复使用，直到碎裂。

1912年，乳胶的引入使避孕套变得便宜且卫生。一次性乳胶避孕套应运而生。到第二次世界大战时，乳胶避孕套被大量生产并提供给世界各地的军队。

2006年，全球避孕套销售额达到90亿个。此外，随着乳胶过敏症状的出现，由聚氨酯材料制成的避孕套成了过敏人士的选择。

如今，避孕套已经成为日常生活中的首选避孕工具，但还有很多人因为避孕套使用不规范导致了意外。下面是使用避孕套的正确步骤，可以作为参考：

（1）沿着边缘锯齿，轻柔地撕开包装，从中取出避孕套。

（2）避孕套的顶端是用来储存精液的，所以使用前，应该用手指捏住避孕套顶端，排尽空气后再使用。

（3）缓慢地将其套在已经勃起的阴茎头上。

（4）为了方便存储精液，记住在避孕套前段要留下一部分空间。

（5）确认好避孕套是否包裹整个阴茎。

（6）性活动结束后，记得先握住安全套底部再将其拔出。

（7）建议最好使用水质润滑剂，润滑的同时，也能防止避孕套被撕裂。

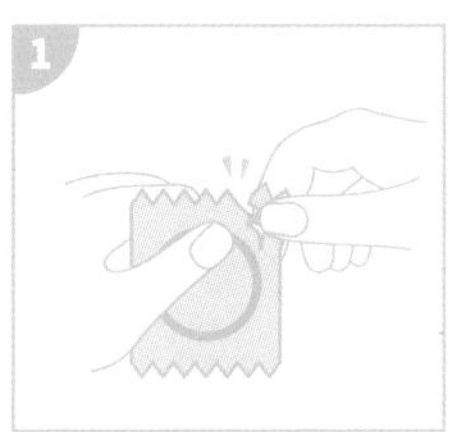

沿着边缘锯齿!
轻柔地撕开包装

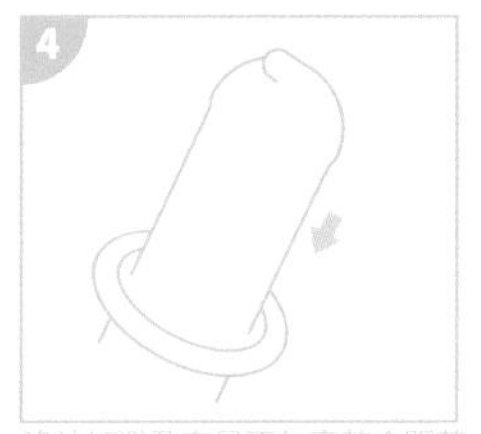

确认好避孕套是否包裹整个阴茎

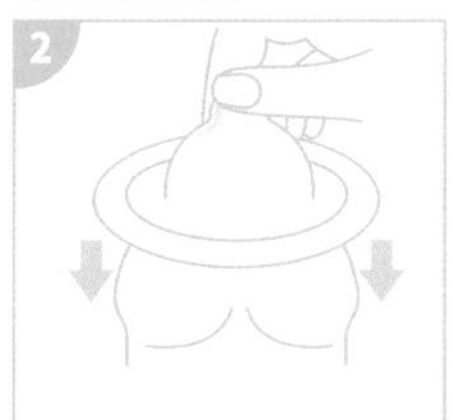

手指捏住避孕套顶端!
排尽空气后再使用

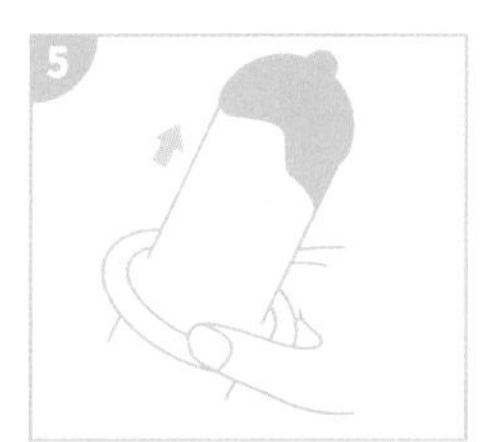

记得先握住安全套底部
再将其拔出

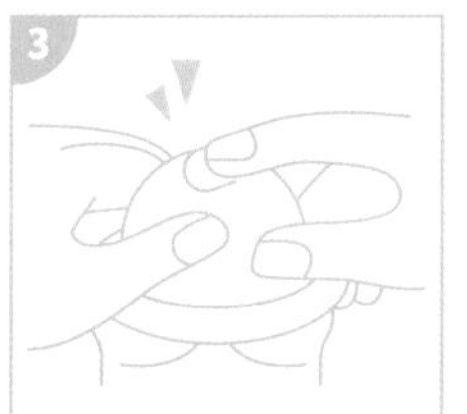

缓慢地将其套在
已经勃起的阴茎头上

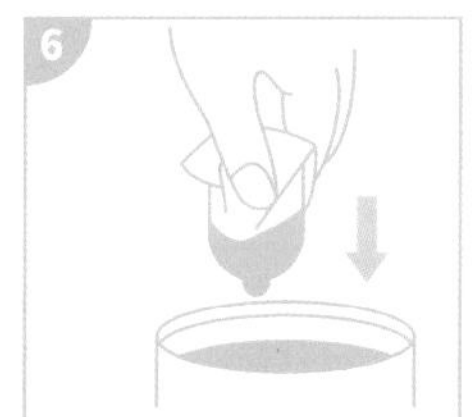

使用后丢入垃圾桶

另外,在使用的过程中,大家也要注意以下事项:

(1)未割包皮的男同胞在使用避孕套之前,应该将包皮翻起,否则容易造成避孕套破裂。

(2)为了确保避孕效果,性活动前,一定要戴上避孕套。

(3)查看一下避孕套的有效期,一般有效期为5年,超过有效期的避孕套避孕效果会“大打折扣”。

(4)检查包装是否完整,确保其没有缺陷或撕裂的地方。

(5)务必将避孕套存放在阴凉干燥的地方。

(6)建议选择乳胶或聚氨酯材料的避孕套。

(7)避免使用油基类润滑产品,这类产品容易导致避孕套破裂。

同时用两个避孕套会更安全吗?

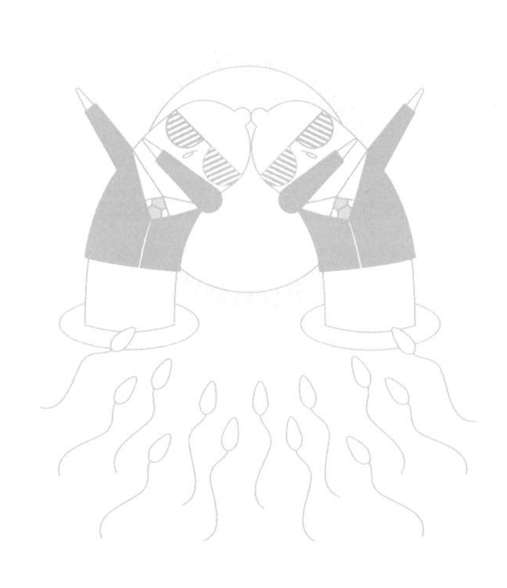

避孕套作为避孕工具,难道不是使用两个更安全吗?为什么会导致避孕失败呢?实际上,同时佩戴两个外部避孕套会增加性交时避孕套之间的摩擦,这会使它们更容易破裂。

而且,在正式上市前,避孕套也是会经历“重重考验”的,只有在检测人员确认避孕套各方面指标都达标、合格后,才有“资格”发行于市。比如,避孕套的拉伸性如何?延展性如何?抗扯断力如何?等等。此外,检测人员还会在每个批次中,随机抽查避孕套的爆破体积和压力有没有合格,每个产品有无漏水的针孔等。

根据国家标准《天然橡胶胶乳男用避孕套技术要求与试验方法》,一个合格的天然橡胶胶乳避孕套有以下几个标准:

(1) 抗扯断力的最小承受值不得小于 100 N,也就是能提 10 千克的大米,并且让其不断。

(2) 爆破体积应达到 16 升,也就是能装下 32 瓶 500 毫升的矿泉水。

另外,即使是超薄型的避孕套,哪怕厚度只有 0.01 毫米也不会轻易被扯破或撕裂,因为这类避孕套使用了聚氨酯这类抗压力强、拉伸性好的新型材料,质量都有保障,只要不是故意破坏,一般也不会破裂,所以戴一个避孕套就已经足够安全啦!

避孕套选购小技巧

在分享了避孕套的使用方法后,我们再来谈谈避孕套的选购。请别不以为然,这其实很有讲究。比如不少朋友在和自己的伴侣过性生活时,常常出现避孕套太紧或滑套的现象,这其实就是避孕套尺寸不适造成的。所以,选购适合自己的避孕套非常重要,不仅能帮助夫妻生活顺利进行,也会使性生活更安全。

那么如何挑选适合自己的避孕套呢?

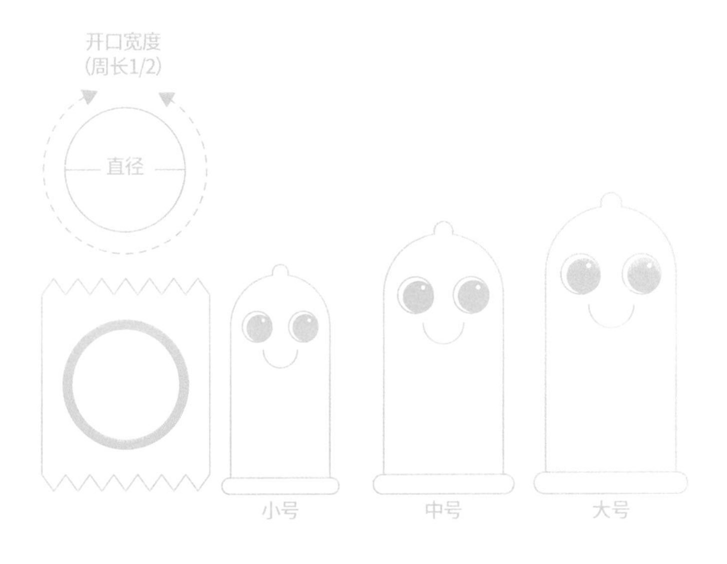

首先是挑选适合自己的尺寸，市面上一般有 3 种尺寸的避孕套，分别是开口直径为 35 mm、开口宽度为 55 mm 的大号；开口直径为 33 mm、开口宽度为 52 mm 的中号；开口直径为 31 mm、开口宽度为 49 mm 的小号。官方数据显示，我国男性以中号类型使用居多，所以，如果不清楚自己的尺寸，建议先试试中号的避孕套。

其次是材料，如果你是过敏体质，建议选用聚氨酯类型的避孕套，不要用乳胶类型，否则会加重过敏。那么如果不慎选用了让自己过敏的避孕套怎么处理呢？

(1) 立即更换避孕措施，停止使用避孕套。

(2) 2 周内不要有性生活，直至痊愈。

(3) 避免热水烫洗、搔抓、沐浴露清洗，以防加重过敏。

(4) 在医生的建议下，选用一些外涂药膏或抗过敏药物，比如常见的有醋酸曲安奈得软膏、金霉素等。

最后，除了尺寸、材质这方面的讲究，避孕套的厚薄也是有讲究的。不同厚薄的避孕套主打的功能是不同的。追求快感的男士建议选用超薄类型的避孕套；追求性生活更持久的男士建议选用厚一点的避孕套，因为佩戴一定厚度的避孕套，可以延缓射精潜伏期，起到延时的效果，所以如果你性触觉比较敏感，射精比较快，可以选择厚一点的类型，这样更有利于性生活的和谐。

当然，对于患有器质性早泄或功能性早泄的患者来说，避孕套“治标不治本”，患者还是要及时、尽早地到正规医院，寻求专业医生的治疗。

此外，还有一种增强刺激型的避孕套，这种类型的避孕套上往往会设置颗粒和螺纹。大家可以根据自己的需求挑选。

了解了以上知识后，就可以去正规的超市选购了。在购买的过程中，大家会发现一个很有意思的现象：避孕套一般都和口香糖摆放在一起。其实这是商家的营销手段，具体的原因有两点：

（1）这样的摆放设置，可以更容易被消费者看到，因为避孕套属于小件商品，和口香糖这种小件物品放在一起，会更显眼。

（2）中国是一个比较含蓄的国家，对性的开放程度没有欧美国家那么大，所以为了避免尴尬，避孕套就会和口香糖一起放在离收银台最近的地方，方便顾客结完账就走。

如果你没有准备好迎接新生命，那么做好有效的避孕措施就必不可少，不仅仅是为了更好地保护好自己和伴侣，也是对孩子的人生负责。

要孩子别太晚！小心错过最佳生育年龄！

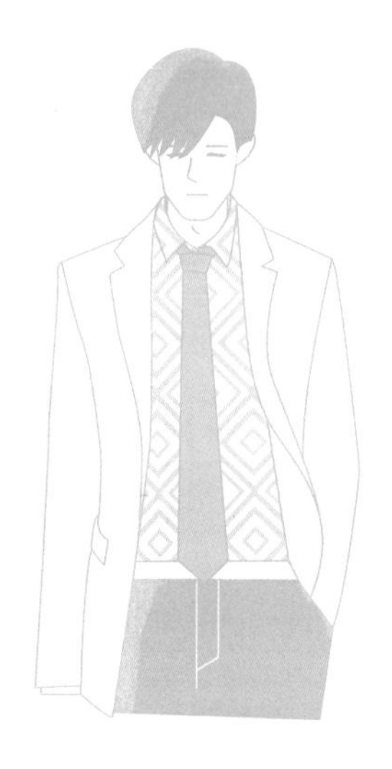

男性也有最佳生育年龄？生活中我们能经常听说年过花甲的男性“老来得子”的新闻，却很少能听到年过古稀的女性成功怀孕生产的案例，这就导致了很多人认为只有女性才有最佳生育年龄之说，但其实这里面有一个大大的误区。诚然，科学研究表示，男性拥有一定的终生生育能力，但这并不代表男性的生育能力可以保持不变。

谢磊就是一个因为对男性生育年龄存在误区而付出代价的人。谢磊今年 40 岁，是一家上市企业的高管。虽然年纪也不小了，但因为谢磊天生就有一副好样貌，又懂得保养，所以脸上并没有留下太多岁月的痕迹，反而给他增加了一份成熟男人的魅力。加之谢磊常年健身，身材也没有走形变样，依旧高大威猛，轮廓分明。这样多金又帅气的谢磊自然吸引了不少女人的青睐。

所以在私人情感上，谢磊是个不折不扣的“浪荡子”，有过好几个年轻貌美的女朋友，却从没有想过结婚生子，他觉得婚姻是束缚他自由的枷锁，是阻碍他流连花丛的桎梏。并且他认为男人没有最佳生育年龄之说，哪怕 45 岁要孩子都不晚，等到想生的时候再生就可以了，老来得子的新闻比比皆是，何况自己常年健身，体魄也不比 20 多岁的年轻小伙差。

在这样的认知下，谢磊一直秉持着“单身贵族”的理念，直到前不久，谢磊 65 岁的父亲突发疾病被送进了 ICU，经医生全力抢救后捡回来一条命，只可惜医生说谢磊的父亲可能坚持不了 2 年。谢磊的父亲大概也知道自己命不久矣，所以清醒后的第一件事就是把谢磊叫到身边，语重心长地说：“小磊，你也老大不小了，我这一生没有什么别的牵挂了，唯一的遗憾就是没看到你结婚生子，希望你能安定下来，有个属于自己的家，生个大胖小子。”

看着病床上生命垂危的父亲，谢磊第一次觉得自己太任性了，忽略了父亲的感受。所以从医院出来后，谢磊就开始计划尽快结婚生子，满足父亲最后的愿望。通过相亲，谢磊很快结识到一个不错的女孩小刘，小刘 30 岁，硕士毕业，在一家医药公司做研发工作，成熟知性、英俊多金的谢磊和小刘两人一见倾心，一个月后就闪婚了。

婚后两人积极备孕，想在一年内就要个孩子，然而两个月过去了，女方的肚子却依旧没有动静，刚开始谢磊怀疑是不是妻子的身体有什么问题，于是周末的时候就带着妻子去医院检查，结果各项检查指标都良好。这让两人都丈二和尚摸不着头脑，此时医生建议让谢磊也去检查一下，谢磊虽觉得自己绝对不可能有问题，但为了生子，还是去检查了，结果一检查，问题还真就出在谢磊身上。医生说，虽然谢磊各方面身体功能都正常，但由于 40 多岁了，错过了最佳生育年龄，精子活性降低了，让女方不易受孕，建议让他回去好好调理。然而尽管谢磊开始注意自身的调理，但是两人还是没在两年内生下孩子，最终谢磊的父亲含憾而终。

生活中，有很多男性和谢磊一样，对自己信心满满，认为只要自己自律健身，就可以“老当益壮”“老来得子”，但其实男性的生育年龄也有黄金期。

男人和女人一样也有生育限制

众所周知，女性上了年纪之后会经历绝经期，意味着不能再生育了。相比之下，男性的生育能力仿佛没有“停滞期”，只要身体健康，即使年过花甲，也仍有当父亲的机会，可谓“宝刀未老”。但其实，严格来讲，男性的生育能力同样会受年龄的影响，只不过不像女性那样有较明显的分界线。

一位来自德国的研究专家，分别选取了 20 名 24～33 岁的青年男性，和 20 名 60～89 岁的老年男性，以他们的精液作为检测对象进行比较，结果表明，老年男性的精子仍旧有活力，而且在精子密度上甚至比年轻男性更胜一筹，年轻男性每毫升精液中平均含有 0.78 亿个精子，而老年男性每毫升精液含有 1.2

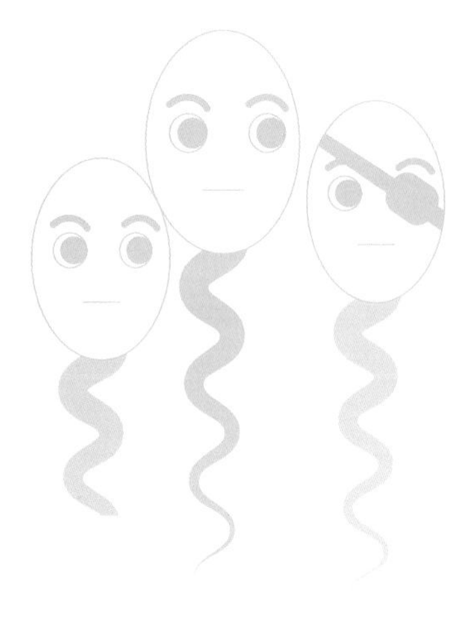

亿个，这说明男性的生育年龄是“不封顶”的。

尽管男人在生育年龄的限制上比女性要宽松得多，但男性也是有“最佳”生育年龄的。法国一位专家曾经对2 000名军人做了一项调查，他发现在30～35岁年龄段生育的军人，他们的孩子智力最高。所以从优生优育的角度来说，男性也是有最佳生育年龄的，在最佳生育年龄产子的，其下一代也大概率更具生命力。

这是为什么呢？拿精子质量来说，虽然研究表示老年男性的精子并不会衰老，甚至密度比年轻男性更高，但其活动能力已经“大打折扣”，远不如青年男性的。精子的代谢速度会随着年龄的增加变得缓慢，精子的畸形率也增加了20%，这些都对下一代的健康产生了负面影响。

从现代医学角度来说，下丘脑—垂体—睾丸这一性腺轴的调控是决定男性生育能力的关键，其中，睾酮的作用又尤为重要，它是维持精子产生的“能量源泉”。

但随着年龄的增长，下丘脑—垂体—睾丸性腺轴的功能会不断减退，导致血清中睾酮的含量也随之减少，这些都直接导致了男性生育能力的减弱。研究表明，与25岁的年轻男性相比，40岁以上的男性1年内使配偶受孕的概率下降50%以上。

不过值得一提的是，即使睾酮的分泌会随着年龄的增长而降低，但仍能维持精子的产生，这也是年过花甲、年过古稀的男性还有生育能力的原因。

男人的最佳生育年龄是多少岁?

男人的最佳生育年龄是25～35岁，因为这个年龄段的男人不仅身体素质比较好，一些外在条件也相对稳定，比如经济上会相对宽裕，能有更优越的物质条件来养育子女，维持一个家庭的正常运转，在心理上也更加成熟，抗压能力更强。这些外在优势，让这个阶段的男性，更能胜任"父亲"这一重要角色。

从现代医学角度来看，35岁以后，男人的精子质量会明显下降，所以为了优生优育，建议不要超过这个年龄界限备孕，以确保下一代的健康。

但是，随着现代生活节奏的加快，很多人因为工作繁忙、事业不稳定这类外在因素而错过了最佳生育年龄，那这是不是就意味着无法孕育出高质量的宝宝了？实则不然，这两者并没有必然的关系，在最佳生育年龄备孕只是会更有利于生出健康、高质量的宝宝。如果因为一些客观原因错过了最佳生育年龄，也不用焦虑，只需夫妻双方调理好身体、规律作息、定期检查，也可以孕育出聪慧又健康的宝宝的。

男人错过最佳生育年龄会出现什么问题？

虽说男性错过了最佳生育年龄，并不代表就不能生出优质的宝宝，但也会有一定弊端，下面我们就来谈谈错过最佳生育年龄的弊端有哪些。

1. 随着年龄增长，精子也会"虚弱"

2017年国际生殖与妇产领域顶级期刊《人类生殖学快讯》发表了一篇对人类精子的数量变化有史以来最大规模的研究，研究分析了1973—2011年间全球40 000多人的流行病学数据，得到了一个出乎意料的结果，即全球男性精子浓度在过去40年下降了59.3%，并且他们预测，在25年内，几乎所有参与实验的男性都将达到少精症标准，也就是每毫升精液中的精子数少于1 500万，意味着男性精子总浓度已下降。

这项研究说明，全球范围内男性的生育能力都面临着"挑战"。并且，人体的衰老会放大这种影响，也就是说精子也会随着人类年龄的增长而"衰老"，不仅在数量上会大大降低，在活性上也会明显下降，甚至还会提高精子的畸变率，引发其他疾病，这无疑不利于人类文明的延续。

2. 错过最佳生育年龄，孩子患病风险增高

一项来自英国《自然》杂志的研究表明，爸爸的生育年龄越大，下一代基因突变的概率就越大，子代患精神分裂症、自闭症等疾病的风险也越高。一个年过45岁的男性生育的孩子，比24岁男性生育的孩子出现健康问题的概率要大得多，出现双相情感障碍、自闭症、多动症的风险，分别是后者的2.5倍、3.5倍以及13倍。此外，还有一个因素，如果妻子是高龄产妇，那么很容易出现早产现象。

精子质量的“分水岭”是35岁。超过35岁后，男性精子的质量就会有所下降，尤其是过了40岁以后，无论妻子年轻与否，都会造成一定的生育风险，比如女方妊娠32周以前早产的风险会加大。

所以，男性高龄也是影响夫妻生育的一个主要危险因素，年龄增长对精液质量及胚胎发育的影响已得到共识。

不过，如果您是高龄的男性，但又有生育二胎、三胎的打算，也不要过度紧张，毕竟高龄并不代表就没有生育能力了。

男人错过最佳生育年龄怎么办？

1. 改变不良生活习惯

个人生活方式也是影响男性最佳生育年龄的重要因素，不良的生活习惯对身体健康有害而无益。这也是为什么有的男性即使正处于风华正茂的年龄，却患有不育症，而有的男性即使年过六旬还老当益壮，这都受到个人生活习惯的影响。

有酗酒、抽烟、熬夜等“恶习”的男性，往往身体素质比较差，生育能力相对低下。这是因为吸烟、酗酒、熬夜这些不良生活习惯，都会降低男性精子的质量，增加精子的畸形率，减弱精子的活力。所以，不良的生活方式是男性出现不孕不育问题的“祸首”之一。

想要生出健康聪明的宝宝，不仅女性在备孕时需要调理身体，男性也同样需要。

2. 孕前检查不可少

想要生出健康又聪明的宝宝，那么孕前检查是必不可少的。无论是男性还是女性，都要有这方面的意识，尤其是高龄男性，要格外重视孕前检查的重要性。因为，男性孕前检查可以帮助评估自己的身体状态，比如精液的质量是否良好、有无其他会影响怀孕和胎儿发育的身体疾病。其次，在备孕期间，男女双方都要保持放松的心情，注意减压，避免过度焦虑和紧张，否则会出现排卵期阳痿、精子质量下降等不良影响。最后，不要"封山育林"，备孕期间也要保持精液的新陈代谢，最好每3～5天排精一次。

3. 避免久坐，少穿紧身裤

生活中，男女双方都要保持良好的生活习惯，尤其是备孕的夫妻，要少穿紧身裤，少洗热水澡，适当锻炼，避免久坐及长时间骑自行车。

最后，需要注意的是，类似上篇谢磊那样的男同胞，一定要对生育年龄有个正确的认识，不要错过了最佳生育年龄。不过，大家也不要因此产生年龄焦虑，毕竟最佳生育年龄这个概念固然重要，但是生孩子需要结合夫妻双方的生育观、身体条件、家庭物质条件等外界因素来综合考虑。只有双方达成了共识，才能更好地迎接一个新生命的到来。

这些不为人知的避孕方法，有效率高达99%

使用避孕套是最常见的避孕方式，正确使用避孕套可以使避孕的成功率达到93%～95%。其实，现实生活中还有很多成功率更高的避孕方式，有的方式避孕成功率甚至高达99%。究竟有哪些不为人知的避孕方法呢？

常见的避孕方法有哪些？

你知道哪些避孕方法呢？其实，除了避孕套，还有很多靠谱的避孕方法，例如：口服避孕药、事后避孕药、宫内节育器、宫内节育系统、避孕环、永久性结扎等。

常见的避孕药包括短效避孕药和紧急避孕药。

服用短效避孕药是一种常见的避孕方式，“短效”意味着避孕效果的维持时间很短，一般只能维持一天。短效避孕药是一种将人工合成的雌激素和孕激素按一定比例配制而成的避孕药，主要通过抑制卵巢排卵，增加宫颈黏液的浓稠度，阻挡精子进入宫腔内的原理来起到避孕效果。

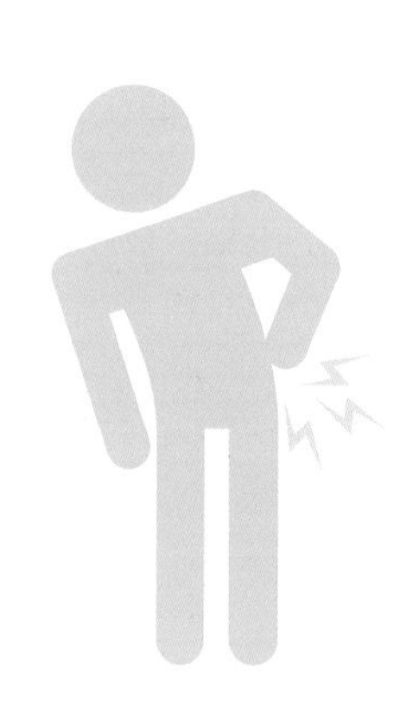

紧急避孕药往往作为特殊情况下的补救措施，比如，因为安全套破裂、滑落导致可能避孕失败的情形，或者无生育计划但男女双方没有采取任何防护措施进行了性生活的情形。这些情况下可以服用紧急避孕药，但注意最好在72小时内服用，这样才能起到很好的避孕效果。和短效避孕药一样，紧急避孕药也是通过抑制排卵，增加精子穿透阻力，防止受精卵着床来达到避孕目的。不过，紧急避孕药并不能作为常规的避孕方式，因为它含有较大剂量的孕激素，会给女性身体造成一定程度的伤害。

很多人在生活中可能经常会听到“带环”这两个字，这个环指的是宫内节育器，或称避孕器，是一种放在子宫内的避孕装置。过去，宫内节育器的形状是圆形，所以它也被叫作避孕环、节育环、子宫环。而随着现代医疗的发展，宫内节育器的类型也越来越多，T形环、混合环都有，由医生放入女性子宫。宫内节育器的优点是长期有效、避孕效果可逆，一般可以连续使用5～10年，如果想要恢复生育能力，只需取出即可。但其缺点是有些人会出现腰酸、腰痛、不规则出血等症状。如果症状严重就需要取出。

另外，还有含有药物的宫内节育器。这是一种带有孕激素卡槽的小型T型装置，也是放置在子宫内的，避孕有效率高达99.8%。这个卡槽可以维持孕激素的释放，从而改变宫腔内的环境，使宫颈黏液变稠，从而起到降低精子穿透的效果。对于没有生育计划但又有子宫内膜异位症的女性来说，宫内节育系统是一种不错的选择，因为它有着长期、经济、高效、可逆的优点，有效期是3～5年，取出即可恢复生育能力。但它也存在风险，比如造成子宫感染、引起不规则出血等。因此需要让医生了解你的身体情况来判定你是否适合使用宫内节育系统。

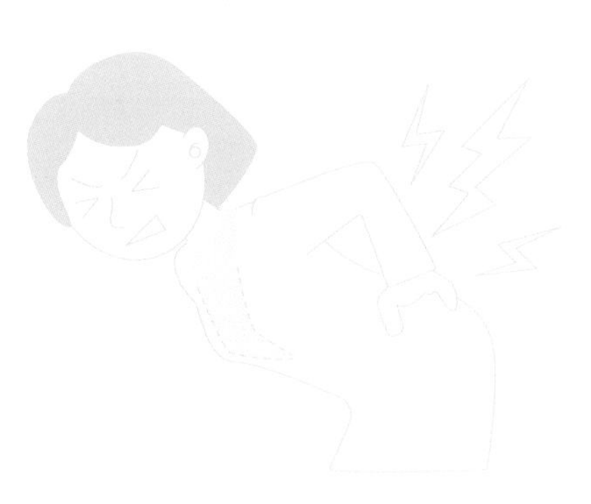

除了以上方法，常见的就是避孕套了，但很多人不知道，避孕套也是有“性别”之分的，可分为“男用”和“女用”，两者避孕原理一样，唯一的不同就是谁来戴。男用避孕套就是戴在阴茎上，而女用避孕套是放在阴道内的。不管是男用还是女用避孕套，都要注意在性器官接触前或性行为开始前佩戴好，在无生育计划的前提下，这样还能有效避免性疾病的传播。

这些避孕方法，你知道吗？

除了较为传统的避孕方法，近些年来还诞生了很多其他避孕方法，相对比较靠谱的有激素避孕法，可以细分成三类：

(1) 避孕贴。避孕贴是一块薄薄的、四四方方的贴片，也是一种便捷、安全的避孕方式。和一些膏药贴一样，只需要将避孕贴贴在女性身体上，就可以起到避孕的效果。避孕贴里面含有一定剂量的孕激素，通过皮肤向人体释放，改变女性宫内环境，阻止精子穿透，以此来达到避孕效果。

(2) 皮下埋植剂(避孕有效率高达 99.95%)。如果你不想每天或每周都采取避孕措施，那么就可以选择这种避孕方法。它是一种携带有孕激素的小型弹性硅胶囊管，与节育环等装置不同，它是埋植在女性上臂皮下的。它也是通过向人体释放激素，抑制卵巢排卵，增稠宫颈黏液，阻止精子穿透，来起到避孕效果。优势也是长期、可逆、高效，缺点是可能影响月经周期、导致腹痛。

(3) 避孕针剂(避孕有效率：94%～99%)。这是一种含有激素的注射剂，由医护人员将此针剂注射至女性的皮下或肌肉里，其避孕原理同上。相对前几种避孕方式来说，避孕针剂的缺点还是非常多的，其时效比较短，为 1～3 个月；会引起头痛、腹痛等不同程度的不良反应。所以，不建议将其作为避孕的常规选项。按激素成分，避孕针剂可分为两种类型：第一种是只含有孕激素，第二种是同时含有孕激素和雌激素，这就造成两者避孕时效的不同。

此外，还有屏障避孕法，这种方法主要包括阴道隔膜、子宫帽和避孕棉。

(1) 阴道隔膜：是一种类似小帽子的避孕工具，也是放在女性的阴道内，它能在子宫口和精子间形成一道隔膜，从而将精子阻挡在子宫外，以此来达到避孕效果。这个帽子状柔韧圆盘的边沿，一般采用硅胶或乳橡胶材料。大家可以根据自己的需求，选择适合的材料。另外，为了增强避孕效果，阴道隔膜常与杀精剂一起使用。

(2) 子宫帽：也是一种类似帽子的避孕工具。事实上，子宫帽是由软绵的乳胶和硅胶制成，它就像是一个放置在阴道内的塞子，这个塞子能遮掩住子宫颈，以此来隔绝精子，避免精子穿透到子宫内。初次使用的女性，可能需要在医护人员的示范下进行“穿戴”，和阴道隔膜一样，在子宫帽上涂上杀精剂，比单独使用子宫帽的避孕效果要好。但要注意的是，子宫帽不太适用于已分娩过的女性，因为分娩会撑大阴道和子宫颈，使子宫帽不易“穿戴”。

(3) 避孕棉：本质上是一块小型盘状海绵，上面有一个浅凹和一根带子，一旦将其放置于子宫颈处，它就开始起作用。避孕棉由聚氨酯制成，能不断释放杀精剂，可在置入24小时内持续阻止怀孕。

屏障避孕法有一个共同的特点：需要配合使用杀精剂。杀精剂其实本身没有避孕效果，不能把其当作避孕方法单独使用。如果与阴道隔膜、子宫帽或避孕套一同使用，杀精剂的避孕效果会有显著提升。

杀精剂有各种各样的形式，如膏剂、泡沫、膜剂等，但是它们都是通过杀死女性生殖道中的精子，或使精子无法游动，从而达到避孕的目的。

关于绝育手术那些事

正常来说，在确定自己是真的不需要孩子的情况下，最可靠的避孕方法，肯定还是绝育手术。男性和女性都可以做绝育手术。

1. 女性绝育

女性绝育比较常见的方式是“输卵管结扎”，有两种方式。两种方式虽略有不同，但都是通过阻塞或切断输卵管，完全阻止精子在子宫内与卵子相结合，来起到避孕作用的。

一种是通过使用工具(夹子、钳子、环等)将输卵管封闭住，或通过医疗设备切除一小段输卵管。

另外也可以用一种特殊导管将一个微小的弹性金属嵌入物引导至输卵管中，使输卵管产生瘢痕组织而被阻塞。不过瘢痕组织需要一定时间才能产生，所以，这项操作完成后的3个月内，建议采取其他避孕措施配合避孕。

在医院做绝育手术时，需要进行全身麻醉，而且，通过手术方法进行绝育的女性，需要较长时间才能恢复身体健康，所以，一定要谨慎选择是否行绝育手术。

2. 男性绝育

男性绝育，也称为“输精管结扎术”，是一种切断精子输送导管的手术，可在局部麻醉下操作。手术结束后，男性可以正常射精，但是精液中是没有精子的。很多朋友担心这种手术会影响自己的身体健康或者性生活质量，其实这种担心完全没必要，因为该手术虽然会对男性的生育能力造成影响，但不会影响男性的性能力。

另外，输精管结扎术有再通可能，但不保证百分之百可逆。如果夫妻双方想要再生孩子，也可以通过医疗技术手段将输精管重新接合。

不过无论男性绝育，还是女性绝育，都需要权衡利弊、慎重考虑。因此，女性或男性在决定绝育之前，应向医护人员进行咨询，寻求建议，确保自己在绝育后不会后悔。

在所有避孕方法中，女性绝育是最需要谨慎考虑的。因为一旦选择绝育，输卵管复通的概率很小，意味着丧失了自然受孕的能力。

男性确定接受男性绝育法之后，可由医生进行手术，阻断或切断男性的输精管。但是手术后少量精子仍会存在于男性生殖器中，需要进行精液检测分析以确定精液中不再有精子存在。在此期间建议使用其他避孕方法配合避孕。

总之，避孕方法有很多，大家可以根据需要选择适合自己的方式。一般来讲，避孕套就已经可以满足日常的避孕需求了，但是也有一定避孕失败的概率。归根到底，无论什么样的避孕方法，都不能保证100%的成功率。

想提高受孕概率，选择同房时机有诀窍

小张和丈夫已经结婚三年多了。刚结婚时，因为她和丈夫还处在新婚燕尔的喜悦中，加上工作繁忙的原因，两人就计划先不要孩子，想好好享受二人世界，等工作稳定之后再考虑要孩子。

这一考虑，就是三年。尽管小张和丈夫觉得这样的生活状态也挺充实的，但是双方父母可等不及了，开始催促小张他们要个孩子。

在长辈们频繁"施压"下，小张也觉得是时候给家里添丁了。一方面，小张今年已经28岁了，再过两年就30岁了，到那时怀孕就是"高龄产妇"了，怀孕有一定的风险不说，产后恢复也慢。另一方面，小张考虑到现在和丈夫都工作稳定，具备了一定的经济条件，有足够的物质条件来生儿育女了。

于是那段时间小两口就开始频繁同房。本以为这样，小张就能快速怀上孩子，没想到几个月过去了，小张的肚子还是没有动静，甚至期间还发生了一起"假怀孕"的乌龙事件。起因是有段时间小张不知道为什么总是睡意蒙眬，即使白天也特别想睡觉，外加食欲不振，总爱吃点酸的食物。这可把婆婆和老公高兴坏了，当下就说："这次肯定没跑了，一定是有了！"在这样的氛围下，小张也信心十足，立马买了测孕试纸回家检测，结果显示没有怀上，这让小张的心里瞬间充满了失落感。

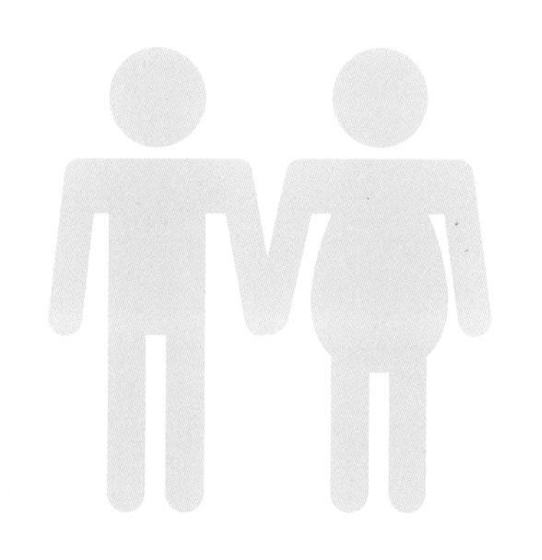

最后，放心不下的小张，趁着休息的时间，和老公来到医院做了全面的检查，想弄清楚究竟是什么原因会出现"假孕"的症状，以及为什么自己迟迟怀不上。检查后，医生说小张和丈夫的身体没有任何生育方面的问题，小张的"假孕"也只是

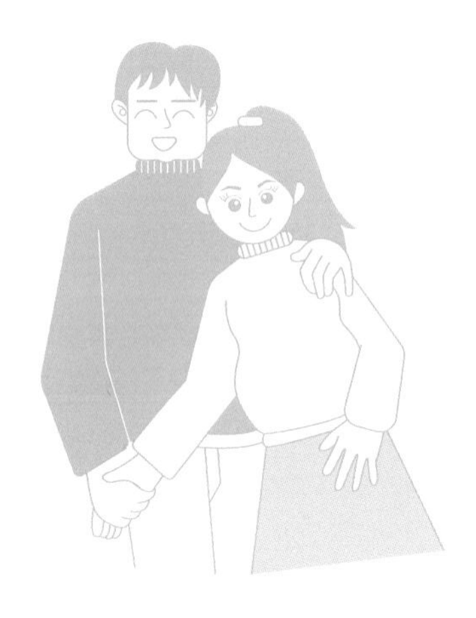

因为备孕压力过大，睡眠不足，造成的暂时性食欲不振。并且医生还告诉小张，同房次数越多并不代表越容易怀上孩子，还取决于同房的时间等一些外界因素。除此之外，小张还需要保持良好的备孕心态，这样才能增加怀孕的概率。

于是回家后，小张开始调整自己的心态，并注意同房时间，同时注意备孕期间的饮食营养、运动健身等，几个月后，小张和丈夫终于得偿所愿，怀上了孩子！现实生活中，可能很多人和小张一样，以为增加同房的频率就能怀上孩子，但其实备孕远没有想象的那么简单，同房也是要讲究时机的。那么这其中到底有何说法呢？我们来一探究竟吧！

同房的时间有讲究吗？

受孕是一个复杂的生理过程，想要实现必须具备以下条件：

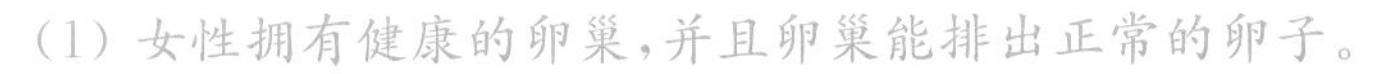

（1）女性拥有健康的卵巢，并且卵巢能排出正常的卵子。

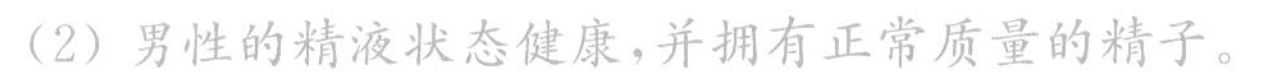

（2）男性的精液状态健康，并拥有正常质量的精子。

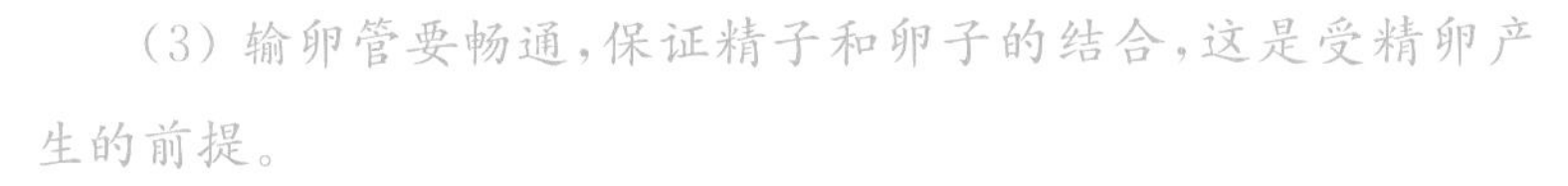

（3）输卵管要畅通，保证精子和卵子的结合，这是受精卵产生的前提。

（4）受精卵被成功运送入子宫腔。

（5）子宫内膜已充分准备，适合于受精卵着床。

以上这些条件中的任何一个得不到满足，都有可能导致受孕的失败。男方精子是否健康，输精管是否畅通，女方的子宫是否健康，卵子是否正常，输卵管是否畅通，等等，都是决定受孕成功的关键。所以，我们可以看到，一个生命

的诞生是受多方因素共同影响的，是一个复杂的过程，就像播撒在土壤里的种子一样，生根发芽、开花结果都需要一定的条件。

因此，要想顺利地受孕，男女双方都需要做一些孕前检查，以此来评估自己的身体素质是否满足孕育生命的条件。女方需要检查基础内分泌、卵巢储备功能、排卵情况、子宫内膜情况，等等。男方则要查一下精液的质量。如果男性患有无精子症，可以考虑睾丸穿刺，检查睾丸组织是否具有生精能力，从而判断患者的生育能力。另外，还可以检查自己是否有逆向射精的情况，所以，想要有“好孕”并不是件容易的事。

以上种种都只是顺利受孕的前提条件，即使在双方身体健康的情况下，想要在预定的时间内怀孕，也需要满足很多条件。因为卵子从卵巢排出后，一般只有 12～24 小时的存活时间，而精子的“寿命”也很短暂。由于女性生殖道的酸性环境，精子只能在阴道中存活 1～3 天。所以，想要成功受孕，还要取决于精子与卵子能否在输卵管内顺利相遇并成功结合成受精卵，这也是为什么在女性排卵前 3 天到排卵后 1 天这个时间段，夫妻同房最容易怀孕。

既然排卵期是最容易受孕的，那么排卵期要怎么计算呢？如果女性的月经周期很规律，那么排卵期大概在下一次月经前的 14 天左右。排卵日的前 5 天和后 4 天，包含排卵日在内的这 10 天，就是“排卵期”。如果你拿不准的话，还有一种快速、便捷的检测方式，就是直接用排卵试纸来检测排卵期，若试纸显示两条杠，即为阳性，代表在接下来的 24～48 小时即会排卵。

另外，排卵后女性的体温会比平时高 0.3～0.5℃，持续 12 天左右，这是正常的生理现象。所以“基础体温测定法”也是一种检测排卵的方法，每天早上起床前测量体温并记录下来，就会得到一个大致的体温变化图。但如果在这期间，体温没有上升或上升的幅度很小，那么极有可能代表没有排卵或黄体功能不足。

总之，计算排卵期是为了更好地备孕，但如果没有生育计划的夫妻，建议做好避孕措施。

错过排卵时间怎么办?

虽然女性在排卵期内同房最容易受孕，但这并不代表错过排卵期同房就不能怀孕了，只能说在排卵期内同房能增加女性受孕的概率。从男性的角度来说，想要增加妻子受孕的概率，那么首先就要保证自己精子的数量和质量，毕竟孕育生命是一件人生大事，并非只是女方的责任。男方的精子状态，也是决定胎儿能否健康发育的重要因素。那么如何才能保证精子的健康状态呢?建议从以下这些方面来着手：

1. 提供精子所需要的营养

（1）保证充足的优质蛋白质。

精子细胞属于细胞的一种，而细胞的重要组成成分是蛋白质，也就是说，蛋白质是产生精子的重要原材料。如果想要精子发育好、生育能力强，那么摄入充足的蛋白质就必不可少。所以，备孕期间，男性可以多吃一些富含优质蛋白的食物，常见的有鱼、肉、蛋、豆、奶等，这不仅能提高精子的质量和数量，还有助于调理男性的内分泌功能。

（2）保证矿物质的合理补充。

我们都知道微量元素和矿物质对我们的身体有着巨大的好处，它们不仅构成了我们身体的各个部分，也是维持机体生长发育、正常运作的重要成分。因此，它们对生殖能力的作用也是不言而喻的，比如最常见的是锌、硒等元素，它们对男性的生育能力有着积极的影响。

锌元素不仅能改善精子的品质(减少畸形率)，提高精子的活动能力，增加精子的数量，还能帮助我们调节免疫系统。所以，合理地补充锌元素能提高我们的性功能，促进我们的生殖功能。那么有哪些食物含锌呢?这里推荐一些贝类海产品，比如扇贝、生蚝等，当然，动物内脏、柿子、芝麻、谷类胚芽、虾等食物也含有丰富的锌元素。此外，南瓜等包含硒元素的食物也能改善精子活力。因此，备孕期间的男性，可以多吃一些这类食物。

（3）保证适量的脂肪。

脂肪酸是生成精子的重要原材料，性激素也主要是由脂肪中的胆固醇转化而来，所以，想要拥有高品质的精子，也应合理补充一些脂肪的摄入。比如，肉类、鱼类、禽蛋中含有较多的胆固醇，适量摄入有利于性激素的合成。若脂肪摄入不足，不仅会降低我们的性欲，还会影响精子的产生。

2. 远离不良的生活习惯

抽烟、喝酒、熬夜等都会降低精子的质量，增加精子的畸形率，并且烟草中的尼古丁等成分可能会导致胎儿畸形，这样即使成功受孕了，也不利于胎儿的健康。因此，男方如果想要提高妻子受孕的概率，应该至少提前 3 个月进行备孕，戒烟、戒酒，保持规律性的生活作息，避免熬夜、久坐，远离辐射污染的环境，这样更有利于精子的健康。

3. 经常锻炼

良好的身体素质是我们生命活动的基础，身体素质好的男性，一般精子质量、活力都会更强，可以增加妻子受孕的概率，以及生育出更健康、聪明的宝宝。所以，男性在备孕期间也要勤加锻炼，比如进行慢跑、打球、游泳等有氧活动，这些可以加速男性生殖系统的血液循环，保证产出精子的质量和数量。所以，准爸爸们可以运动起来！

4. 尽量避免高温环境

睾丸生成精子所需的温度比我们平常的基础体温低，一旦温度超过 37℃就会影响生精功能，对精子造成损害，因此，想要有“好孕”，男方一定要记住远离桑拿房等高温环境。平时穿衣也最好以宽松、透气、舒适为主，避免穿紧身裤、厚裤子等。

5. 放松心情

虽然大家都想要有“好孕”，但是在备孕过程中，不管男方或女方都要保持正确的心态，不可过度担忧、焦虑，应保持心情的放松、愉悦，这样能提高精子和卵子的品质，更有利于胎儿的健康。

怀孕和婚姻一样是神圣的事，想要有“好孕”，诞下爱情的结晶，需要男女双方一起努力。双方在备孕过程中一定要控制情绪，保持良好的心态，这样才能事半功倍！最后，希望在看完以上内容之后，大家都能有自己的“好孕”！

隐睾会影响生育吗？

临床上常将睾丸下降不全称为隐睾，也就是说阴囊内没有睾丸。隐睾会导致男性出现生育问题。

在新生儿中有4%～10%的男婴出生时睾丸未完全降至阴囊内，而小赵的宝宝就是其中之一。月子里宝宝的左侧睾丸下降了，但是右侧迟迟不下降。出生后42天回医院检查的时候，医生说这种情况很常见。然而小赵还是忍不住带宝宝去儿研所咨询了泌尿外科专家，专家说孩子年龄太小了，等到一周岁时如果睾丸还不下降再来复查。

后来宝宝在6个月的时候腹泻过一段时间，小赵发现宝宝左侧阴囊水淋淋的，急忙又去了儿研所就诊，医生诊断为婴儿鞘膜积液，一般在两岁前会自然吸收。由于隐睾也多伴有鞘膜积液，于是让小赵回去观察宝宝到一周岁，如果右侧睾丸还是没有下降就来做手术，到时候如果还有鞘膜积液，会一并解决。

一直期待的右侧睾丸自动下降没有实现，鞘膜积液倒是吸收得差不多了。在孩子一岁生日的前两天，小赵带他去了儿研所专家门诊工作室，做了B超检查，医生给开了住院证。生日前一天晚上，宝宝突然呕吐，生日当天早上还发生腹泻，小赵特别担心手术能否按计划进行。

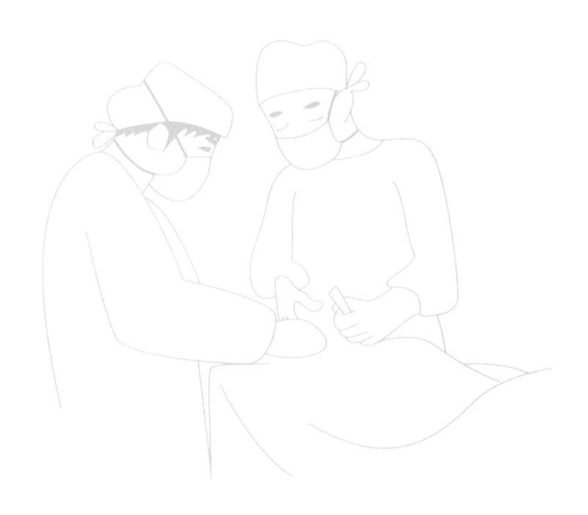

在宝宝生日当天，小赵还是带他去办了住院手续，找医生说明了宝宝昨晚呕吐和今早腹泻的突发状况。医生说可以先做检查然后观察一晚上。于是做了一系列术前检查，包括心电图、超声心动图、胸片、各种验血、备皮、滞留针放置，医生说如果宝宝第二天身体状况良好就可以做手术，如果腹泻严重了就暂时取消手术，等恢复好了再来。

还好宝宝比较争气，第二天没再呕吐腹泻，在全身麻醉下做了手术。本来诊断为右侧隐睾，结果手术时医生发现左侧为滑动性睾丸。医生向小赵建议左侧也做睾丸固定术，于是做了双侧腹腔镜下睾丸固定术。

最后的手术还是比较顺利的，小赵悬着的心也终于放了下来。在生活中，也有一些人只有一个睾丸，这对生活会有什么影响呢？

睾丸的作用是什么？

在讨论一个睾丸对生活会有什么影响之前，我们要先知道睾丸的作用是什么。

1. 生精功能

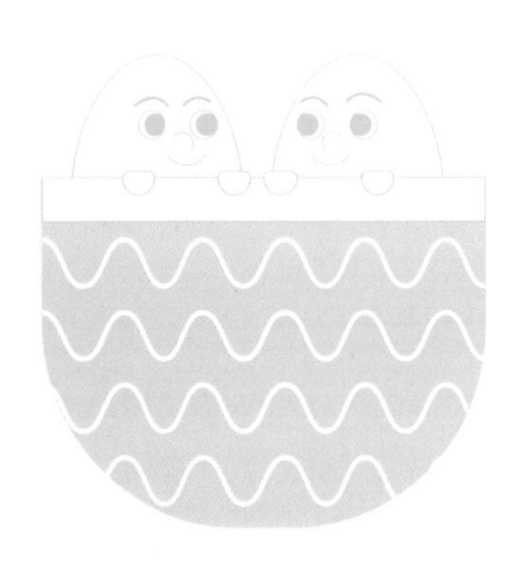

睾丸是男性生殖系统中非常重要的器官，它决定了男性的生育能力。男性的睾丸有 2 个，就像一对“孪生兄弟”，盖着同一条被子（“被子”即阴囊，睾丸是坐落于阴囊里的），左右各一。

睾丸也被称为“生精工厂”，睾丸中有一个结构叫做“睾丸小叶”，这里面有一条细长、迂曲的曲细精管，曲细精管的上皮组织就是产生精子的地方。曲精小管由生精细胞和支持细胞构成，在这两种细胞的共同作用下，精子就诞生了。要想成功地产生精子，有三个条件缺一不可：一是生精细胞的分裂、增殖；二是支持细胞的支持作用；三是适宜的理化环境、激素水平（雄激素的调节等）。

所以，我们可看到“精子”的产生，也是通过我们体内各种生殖细胞相互协作、“过五关斩六将”而来。精子是维系男性正常生育功能的“核心”，如果没有精子,或者精子质量不好、数量稀缺,都会给男性的生殖健康带来损害。所以,如果男性想要自己生育功能完好,平时也要注意保养睾丸。

2. 内分泌功能

除了能产生精子外,睾丸还有一个重要作用,就是分泌雄激素(主要是睾酮素)。不管是女性卵巢分泌的雌激素,还是睾丸分泌的雄激素,它们对人体生命活动的重要性不言而喻。拿男同胞的雄激素来说,它们在胎儿诞生之初就开始起作用了,能促进男性生殖器官的形成。此外,雄激素在男孩的青春发育期中也起到了至关重要的作用,能够促进他们第二性征的发育,比如我们常说的青春期变声、喉结变大等。

雄激素包含很多种物质,如脱氢表雄酮、雄烯二酮等,但是睾酮素在其中占比最大,活性最高。青春期以后,睾酮分泌就会更旺盛,20~50 岁时睾酮的分泌量最大,之后有所减少。

睾酮素对男性而言作用巨大,它是维持男性体征的关键。如果男性缺乏或者没有睾酮素,那么他们就不会长胡须,声线会很细,喉结也可能不会长大。这些对男性的心理和身体都有一定的负面影响。所以,拥有健康的睾丸非常重要,它能维持和增强男性的性特征、性能力。

3. 睾丸生理功能的调节

睾丸内的各种细胞会分泌一些局部调节因子来调节睾丸整体的生理功能,比如生长因子、胰岛素样因子等。这种调节可以使睾丸随着外界变化而做出一些适应性的调整。比如,我们都知道睾丸需要在低于人体基础体温的环境中才会更健康,所以天冷的时候,阴囊会收缩,保护睾丸的温度;而天热的时候,阴囊会放松,以便散热。这样才能维持睾丸的基础温度,保证生精功能的正常。

为什么有些男性只有一个睾丸呢?导致一个睾丸的原因有很多,大致可以分为四类。

(1)隐睾:也就是睾丸不能下降进入阴囊,要么“隐藏”在腹腔内,要么在阴囊上方，要么"隐藏"在腹股沟管内。由于位置的特殊性，隐睾的情况很容易造成睾丸扭转、萎缩、发育不良、创伤等问题，甚至还有增加其癌变的可能性。

(2) 睾丸异位：睾丸停留于正常下降路线以外的部位，如大腿内侧、耻骨上区、会阴部、下腹部，有时甚至进入对侧阴囊，出现一侧阴囊内无睾丸、对侧有两个睾丸的现象。

(3) 游走睾丸：也称为睾丸回缩，是指睾丸降入阴囊后又回缩到阴囊以上的情况。包括两种情况：①天气寒冷时，睾丸会通过收缩睾丸肌来维持最适宜的维度，于是睾丸会上升到阴囊以上部位，等气温温暖时，睾丸又会下降到阴囊内。②睾丸曾经下降入阴囊，但上升后不下降，停留在阴囊以上部位。

(4) 单睾：即只有一个睾丸。这时只要这侧睾丸发育正常，也是不会影响男性性征和生育能力的。

一个睾丸会影响生活吗？

很多人在睾丸出现问题时，由于没有得到及时的治疗，导致睾丸只剩一个，这真的会影响生活吗？下面我们将分情况进行讲解。

1. 一个睾丸影响生育吗？

隐睾会导致生殖细胞受损，从而可能导致不育，但剩下的睾丸如果没有受到疾病的影响，功能正常，那么也能生产出足够多的精子供授精之用。因而能否生育，还需到医院做具体的检查后才能做出诊断。

此外，睾丸还具有分泌雄激素的功能。隐睾会影响雄激素的分泌。当然，一个正常的睾丸所产生的雄性激素，也是足够保持男性的正常性功能的。

2. 一个睾丸会影响夫妻生活吗？

我们身体中有很多成双成对的器官，比如说肾脏、肺脏、睾丸等。不知道大家有没有感到好奇，为什么偏偏是这些器官成双成对地出现呢？其实，成双成对的器官可能是生命进化"择优"选择的结果。因为这些成双成对的器官,就像一对共同协作、互相支持的"孪生"兄弟一样,如果一方因为病变或创伤等原因出现缺损或失去功能,那么它的"兄弟"——另一方正常器官,就会"接替"起职责,代偿性地加大体积、增强功能,来保证身体的正常运转。在医学上,这种情况也叫作"代偿性肥大"。

事实上,睾丸也是如此,如果因为某些情况导致只有一个睾丸,但这个睾丸是健全、正常的,那么它就能发挥双侧睾丸的功能,不会对男性的性征、性能力造成影响。所以,也不是说只有一个睾丸,男人就会变成"娘娘腔"或者一定会出现不育症等问题。当一侧睾丸出现病变时,如果及时治疗或切除,剩余一侧睾丸会代偿性增大,并不影响相关功能,所以要依据具体情况来判断的。

虽然我们不能仅凭睾丸的数量来评估男性的生育能力,但是,作为"生精工厂",如果只有一侧睾丸是健全的,那么精子产出的数量和质量必然会受到影响,所以,相对来说,男性出现不育问题的概率会增大许多。

归根结底,一个睾丸可能对生活不会产生很大的影响,但是要记住及时检查,针对具体的情况,尽早进行治疗。

除了睾丸的数量,睾丸的体积也很重要。正常情况下,男性睾丸的体积是15～25 cm^3。虽然存在个体差异,但只要是正常的男性,体积基本上都处于这个水平。如果睾丸体积小于10 cm^3,那就是异常现象,通常会影响"小蝌蚪"的生成,从而影响男性的生育能力和性能力。

有意思的是,如果睾丸出现大小不一(一边大,另一边小),或者高低不一(一边高,另一边低),这些情况都是正常的,都属于正常的生理现象。左右睾丸并不是完全对等的,通常情况下,左侧的要比右侧的略微小一点,但差距并不明显,肉眼可能察觉不到。此外,大部分男性的左睾丸都比右睾丸低,但也有少数人右侧比左侧低。

为什么会睾丸痛?

对于男生来说,睾丸的作用格外重要,实际生活里,可能有很多男性都有过"蛋疼"的经历,这是为什么呢?

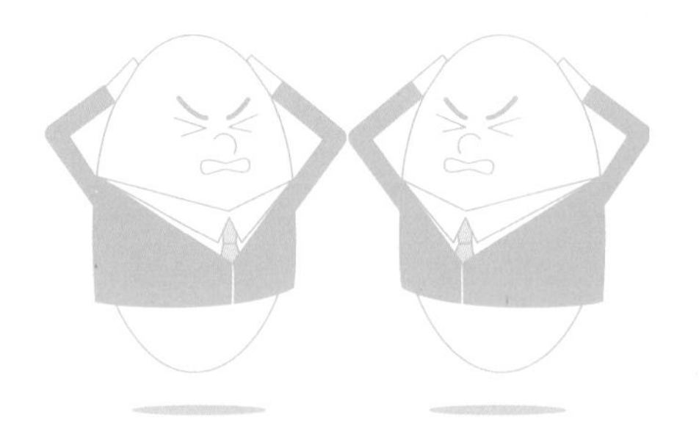

睾丸是男性生殖系统的“核心”，有分泌精子和维持生育能力的作用，一旦出现问题，不仅影响生育能力，性功能也会出现问题。所以，睾丸出现异常时，比如疼痛时，男性就要注意。

有以下几种原因可能引起睾丸疼痛。

（1）睾丸炎：睾丸炎多由病原体感染引起，比方说泌尿系统感染，一般是由细菌经尿道逆行至附睾和睾丸附近造成的，会让睾丸出现肿胀、疼痛的不适感。

（2）睾丸损伤：通常因为一些外部创伤或者局部的肿胀和瘀血造成。比方说，在进行激烈的房事或者剧烈运动后，可能会出现睾丸疼痛的现象。这是因为提睾肌受到刺激会强烈收缩，从而使系带过长的睾丸发生扭转并引起睾丸的剧痛。

所以，为了避免意外，男人要保养好自己的“蛋蛋”。我们的睾丸是非常敏感和脆弱的。

首先，睾丸对温度十分敏感，这个器官天生就怕热，所以它是“挂”在外面的。英国的一项研究表明，温度过高不仅会影响睾丸的正常功能，甚至还有可能摧毁精子，哪怕温度只是轻微升高，也会给睾丸造成损伤。

在34℃左右的温度下，睾丸能够产生健康的精子，否则，生精功能就会受损。不过大家也不必过度担心，因为阴囊和睾丸本身都有调节温度的能力，它们会根据外界的冷热条件调节自身温度，以维持睾丸的正常功能。我们男性需要做的就是，远离那些高温环境，不要穿过紧和密不透风的牛仔裤或者长时间坐着不动，这些都会影响睾丸散热。

其次，由于睾丸很敏感，它也很害怕被挤压，所以在日常生活中，我们在进行剧烈运动时，要多加注意，以防牵扯到睾丸，给其造成外伤，增加疼痛。比如说，在睡觉的时候，尽量平躺，避免侧卧对睾丸造成挤压；骑车的时候尽量缓慢、平稳。

最后，远离那些会损害睾丸健康的环境。有毒、辐射、污染等环境，都会对睾丸的生精功能造成影响，使精子的产出数量减少，质量下降，这些都会增加胎儿的畸形率，甚至可能会直接干扰你的生育能力。与此同时，男性可以适当多补充锌和硒，对于精子质量的提升大有裨益。

虽说只要睾丸发育正常、功能健全，哪怕只有一个也不会影响生育能力，但需要注意的是隐睾容易发生恶性肿瘤。有关资料显示，隐睾发生恶变的情况是正常人的35～48倍。所以，如果出现类似的情况，最好及时就医检查，毕竟健康才是最关键的。

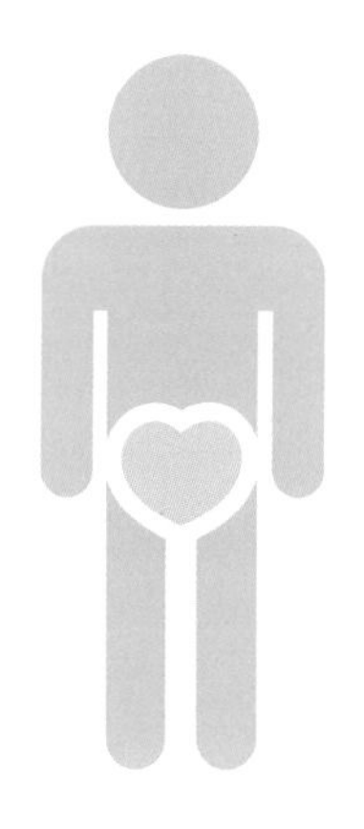

健康篇

胡子越多，性能力就越强？

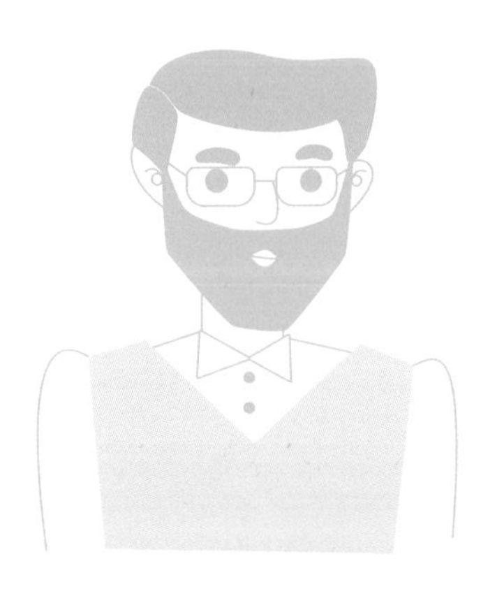

我们都知道，胡须作为男人的第二性征，给人一种阳刚硬朗的美感，坊间流传着这样一句话：男人胡子越浓密，性能力就越强。所以胡子对男人来说，和肌肉一样，都是男性荷尔蒙的象征。

那么胡子越多，性能力就真的越强吗？

小赵的胡子又粗又密又硬，一个毛孔里能长两根胡子，胡子一天能长两毫米。在清理胡子的时候，每刮一次，两三小时后再一摸脸，胡茬子又都冒出来了，所以小赵一天要刮三四次才能勉强维持脸部清洁，久而久之，小赵索性就不刮胡子了，蓄起了长胡子。没想到失之东隅，收之桑榆，因为这性感浓密的胡子，小赵很快收获了爱情。

和女友在一起之后，小赵才知道，女友因为觉得他的胡子很性感，这才向他发起了追求攻势。然而现实是，两个人每次接吻的时候都很不方便，胡子太长了打理也不方便，在和女友商量后，小赵刮掉了胡子。但是在甜蜜了一段时间后，两个人却莫名其妙地分手了，原因竟然还是胡子。

原来小赵和女友相处了一段时间以后，两人想进一步深入交流。小赵的女友作为“老司机”，在第一次发生关系后，似乎对小赵很不满意。时间一长，女友甚至说：“胡子长得越快，不是说明性能力越强吗？为什么你没有我想的那么厉害？”小赵也没想到，自己的胡子竟然和性能力有关系？因为女友的这句话，小赵难过了很久，甚至开始四处寻求壮阳的办法。但是仿佛怎么也无法修补两人之间的情感裂痕，最终两人还是分手了。

所以，胡子并非像传说中那么神奇。那么胡子的浓密程度能不能影响性能力？两者之间到底有什么关系呢？胡子究竟有什么隐藏的秘密呢？

胡子到底有什么用？

1. 胡须可以保护男性免受皮肤癌的侵害

根据澳大利亚昆士兰大学的研究，胡须可以保护男性免受太阳紫外线的伤害，帮助男性同胞抵御95%的有害紫外线，这大大降低了基底细胞发生癌化的概率。因此，留胡子的人可能不太容易患皮肤癌，至少在他们面部和颈部的特定部位是这样。

2. 留胡子的男人更有吸引力

研究表明，女性可能会觉得留胡子的男性更有吸引力。但这取决于那个女人的父亲是否有胡须。科学家怀疑这可能与性印记有关，或者说未来的择偶偏好是在年轻时形成并以父母为原型的。

3. 留胡子的人被认为更有男子气概

一项研究发现，留胡子的男人可能被认为更成熟，社会地位更高。还有证据表明，留着胡须的男人表现出更多的统治力。一些有争议的研究表明，有胡子的男人容易出现性别歧视行为。尽管最后的研究一直存在争议，但留胡子的男人似乎确实表现出外在的阳刚之气。

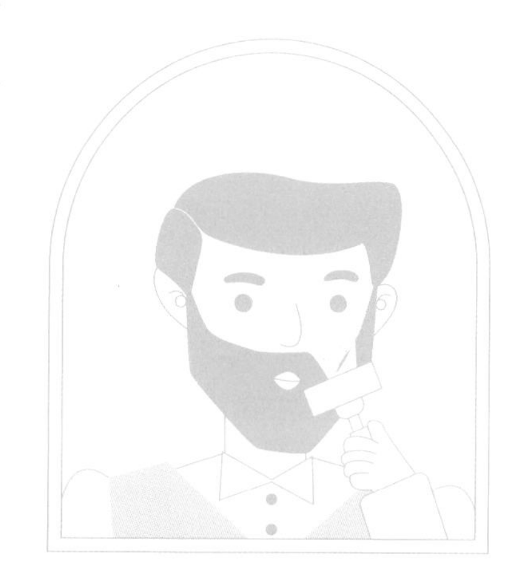

4. 可以减少细菌感染的机会

胡须可以保护皮肤免受感染。剃须时刀片会在皮肤上造成小切口，生活在您脸上的细菌可以趁机进入这些伤口，并可能导致感染。

每个人的胡子都一样吗?

如果所有的男人都一样,过着同样的生活方式,那么他们的胡子会长得一样吗?

答案是:当然不会!因为胡子的生长除了受外界生长环境因素的影响,还受遗传因素、个人生活习惯等不同因素的影响,具体分为以下几种:

1. 遗传学

遗传学告诉我们,如果我们的父亲或祖父长出胡须,我们很有可能长出完整、健康的胡须。了解您的血统可以帮助您了解自己可能会长出什么样的胡须,或者为什么它会以某种方式生长,尽管并非在每种情况下都如此,因为总会有某种特征没有流传下来。

2. 年龄

年龄有助于确定胡须的生长速度和质量。一般来说,男性在13岁左右开始长出胡须,也就是青春期第二性征开始发育的时候,这个时候男性体内的雄性激素会增加,喉结、胡须等显著的男性性征就开始出现了。25～35岁毛发生长最多、最快。在此之后,随着男性年龄的增长,生长速度变慢。

3. 睾酮

睾丸激素水平较高的男性更有可能长出丰富的面部毛发和体毛,从而使稀疏的头发更浓密,颜色更深。然而,另一方面,睾酮水平较高的男性通常更容易秃顶。

4. 饮食

健康的饮食对我们生活的许多方面都有积极的影响,包括胡须的生长。富含蛋白质、维生素和矿物质的全面饮食有助于最大限度地发挥其生长潜力。

确保你的饮食中含有大量蛋白质很重要，因为头发由蛋白质组成。缺乏蛋白质会使纤维蛋白变脆变弱。维生素 B、维生素 C、维生素 D 以及锌和铁也有助于保持胡须健康和稳定生长。

5. 锻炼

运动有助于提高睾酮水平，有助于胡须的生长。

6. 睡觉

足够的睡眠是改善胡须质量和提高胡须生长速度的另一种方法。睡眠期间体温会降低，这会导致血液循环增加——包括循环到毛囊及其根部的血液。可以到达毛囊及其根部的营养物质越多越好。

7. 种族

种族也会影响胡须生长。白种人和非裔美国人的胡须通常比较浓密，而亚洲男性则很难长出浓密的胡须。

8. 压力

当有人说压力导致他们的头发脱落时，这不一定是一个笑话。事实上，压力会影响胡须和头皮毛发的生长速度，因为它会降低人的免疫力。免疫力降低可能导致头发生长减少。

9. 抽烟

吸烟可能导致脱发，包括胡须脱落。

以上就是为什么生活中男人胡须生长情况大为不同的原因。除了以上问题，很多人可能也会疑惑，为什么看古装剧的时候，男人都是长髯飘飘，但是现在很少有人蓄胡子了呢？其实最主要的还是卫生原因。胡须具有吸附有害物质的特性，人体呼吸所散发的有害气体、大气中的各种金属颗粒、香烟中的一些致癌物等都会被胡须吸附。所以，及时刮胡子是很有必要的，即使你想留胡子，也要记得定期做好清洁工作。

你真的会刮胡子吗？

别以为刮胡子是一件很轻而易举的事，刮胡子这件事对男性来说本身就是一个挑战。很多人都有刮不净的苦恼，在这里给大家讲解下刮胡子的正确步骤：

(1) 剃须前，先将皮肤和头发弄湿以软化。

(2) 接下来，涂抹剃须膏或凝胶。如果皮肤非常干燥或敏感，可以使用适用于"敏感皮肤"的剃须膏。

(3) 顺着胡须生长的方向剃须，这样可以防止剃刀刮伤。

(4) 每次用完剃须刀后都要冲洗干净。此外，确保在5～7次剃须后更换刀片或扔掉一次性剃须刀。

(5) 将剃须刀存放在干燥的地方。每次剃须后，确保剃须刀完全干燥，以防止细菌在上面生长。不要将剃须刀留在淋浴间或潮湿的水槽上。

由于剃须会刺激皮肤，使痤疮恶化，所以对于有痤疮的男性来说，在剃须时应特别注意以下几点：

(1) 如果您的脸上有粉刺，可以尝试使用电动剃须刀或一次性刀片剃须刀。

(2) 使用带有锋利刀片的剃须刀。

(3) 轻轻剃须以防止划痕，切勿尝试剃掉粉刺。

除了刮胡子的步骤不同，不同人刮胡子的时间也不同。有些人选择早上，有些人选择睡觉前。所以，到底什么时候刮胡子最合适呢？科学表明，最好还是晚上刮胡子，早上刚睡醒，脸容易浮肿，会一定程度上把胡子隐藏起来。而且选择晚上刮胡子，可以趁着睡觉的时候，让我们刮过的肌肤进行“自我修复”！

女生也会长胡子吗？

说完了男生的胡子，再来谈谈女生的胡子。没错，女生也会长胡子！有些体毛比较重的女孩子可能会有个困扰：“为什么我的脸上仿佛有胡子呢”？这是由于当雄激素（包括睾酮）水平高于正常水平时，女性会出现过多的体毛或面部毛发。所有女性体内都会有雄激素，但水平通常很低。如果女性产生过多的雄激素，可能会导致男性型毛发生长和其他男性特征，例如低沉的声音。如果毛发过浓，就可能是身体出现以下问题了：

1. 多囊卵巢综合征

多囊卵巢综合征（PCOS）是多毛症的常见原因之一。多囊卵巢综合征是临床常见的生殖内分泌疾病，可以导致月经不规律、不孕不育、肥胖、痤疮、黑棘皮征等。

2. 肾上腺疾病

导致毛发过度生长的其他疾病主要为肾上腺疾病：先天性肾上腺皮质增生、肾上腺肿瘤、库欣综合征。位于肾脏上方的肾上腺负责激素的产生。患有先天性肾上腺皮质增生的人，肾上腺皮质激素生物合成过程中所必需的酶存在缺陷，致使皮质激素合成不正常。库欣综合征患者的皮质醇水平高于正常水平，皮质醇有时被称为“压力荷尔蒙”。所有这些情况都会影响身体产生雄激素的方式。

3. 药物

使用以下药物也可能导致身体或面部毛发过度生长：

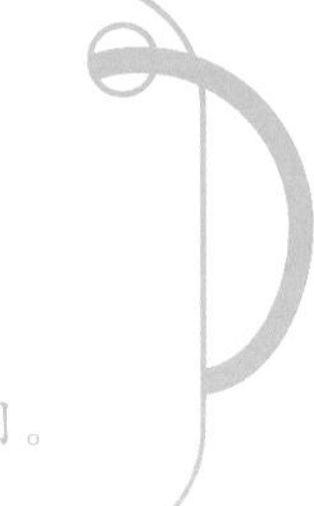

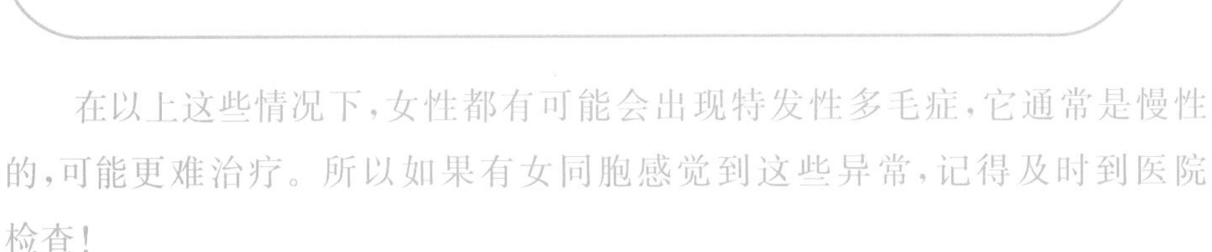

（1）米诺地尔，用于刺激头发生长。

（2）合成代谢类固醇，是睾酮的合成变体。

（3）睾酮，常在睾酮缺乏的情况下服用。

（4）环孢素，是一种免疫抑制剂，通常在器官移植前使用。

在以上这些情况下，女性都有可能会出现特发性多毛症，它通常是慢性的，可能更难治疗。所以如果有女同胞感觉到这些异常，记得及时到医院检查！

在胡子这件事上，每个人的审美标准不同，想要的胡须类型也不同，但不可强求，毕竟胡子是否浓密，还取决于个人激素水平的先天条件。不管胡子和性能力有没有关系，作为新时代的男性，都要好好注意自己的形象，保持脸部的干净清爽。

阴毛脱落正常吗？

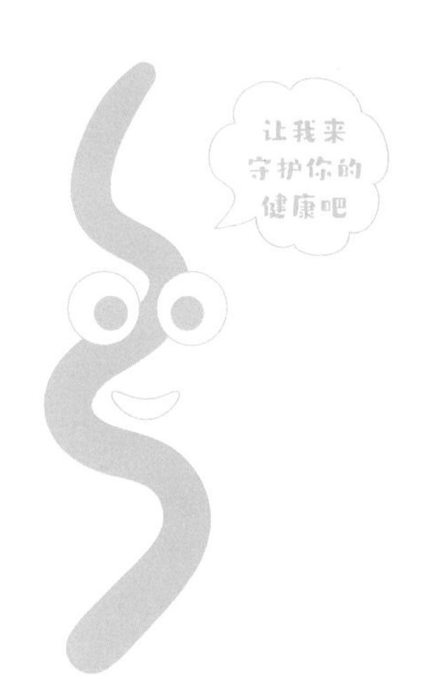

随着青春期的到来，男性雄性激素的分泌会处在一个较高的水平，这些激素的增加，促使阴毛、腋毛生长。男性阴毛从十来岁开始生长，一般呈菱形状分布在阴阜上。它们和头发、眉毛、眼睫毛一样，都是人体毛发的重要组成部分，也会随着细胞的新陈代谢经历生长、脱落和更新。那么阴毛有什么作用呢？

（1）阴毛能够分散阴部分泌出来的汗和黏液。

（2）阴毛有"屏障作用"，也就是它相当于皮肤外的一层屏障，帮助我们抵御外界的细菌和病毒的侵害。总的来说，阴毛的存在更有利于我们的身体健康。

阴毛对人体的重要性显而易见，但是很多男同胞发现，洗完澡后，或者每天清晨起床，床上或者床下，都会出现一些脱落的阴毛，于是忐忑不安，担心自己是不是生什么病了。

其实，这是正常的生理现象，在人体生长发育过程中，体毛会随着日常的新陈代谢不断脱落和更新，这其中就包括阴毛。

阴毛为什么会脱落？

成年人的阴毛每 3 个月就会脱落。只要不是大把大把地掉毛，基本不用担心。一般来说，成人每天会掉 10～20 根阴毛，在阴毛脱落的同时，会有新的阴毛生长出来，以维持正常的新陈代谢。

想要减少阴毛的脱落，可以从生活习惯上进行改善，比如减少手淫的次数，或者忌辛辣刺激的食物，多吃一些清淡又有营养的食物，平时多注意睡眠

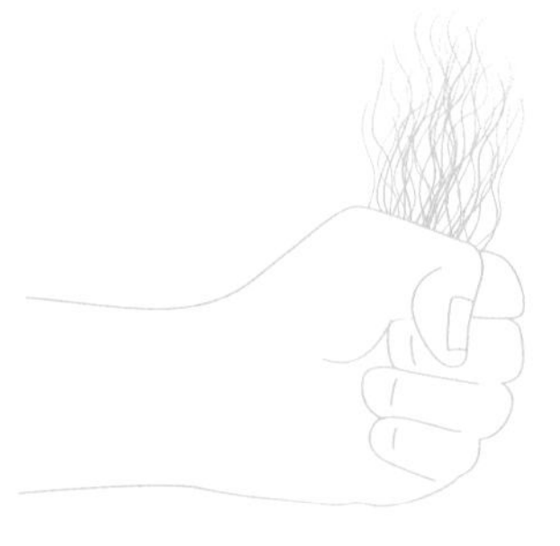

质量，远离烟酒，适量补锌，补充维生素以及微量元素，适量锻炼增强体质等，这些都有利于保持阴毛的数量和形态的健康。

不过，如果你的阴毛在短时间内很快脱落甚至掉光，那就表明体内可能发生了某些病变，这时不要犹豫，应尽快去医院检查治疗。

那么，身体出现哪些异常，会导致阴毛大量脱落呢？

主要有以下四种：

（1）泌乳素垂体瘤。这是生长在垂体上的一种良性肿瘤，会引起泌乳素的分泌紊乱，导致泌乳素分泌过多，血液中的泌乳素浓度升高，部分患者出现胡须稀疏、阴毛稀少、发育缓慢等异常现象。

（2）垂体前叶功能减退症。根据医学定义，任何原因引起的垂体前叶激素分泌不足所导致的一系列临床表现都称为“垂体前叶功能减退症”。这种病症会导致促性腺激素分泌不足，从而使女性出现月经失调、阴毛、腋毛稀少或消失等表现，使男性出现肌肉无力、睾丸变小、胡须、阴毛、腋毛等体毛脱落、稀少等表现。

（3）甲状腺功能减退和慢性肾上腺皮质功能减退。这些疾病会引起体内激素分泌发生变化，使身体出现一些异常，比如阴毛脱落等。

（4）毛囊炎。私处通常处于既潮湿又闷热的环境中，如果不注意私处卫生，没有正常清洁私处，就容易引发毛囊炎。而毛囊炎也会引起阴毛脱落。

此外，干燥综合征、内源性肥胖症等疾病也会导致阴毛脱落。

长期精神压力大、长期用脑、生活作息不规律等都会引起阴毛脱落。这是因为长期紧张的状态和不良情绪会反射到神经系统，打乱体内激素的分泌，进而引起内分泌失调，使阴毛掉落。

阴毛减少是性能力下降的表现吗？

成年男子如果发现自己阴毛脱落比较多，变得很稀疏，那么首先要考虑的是内分泌失调引起的。虽然这些并不会直接对男性的性能力造成影响，但可能会使男性性欲降低，不利于性生活的和谐。

在日常生活中，男性要对自己的健康负责，养成良好的生活习惯，平时要保证充足的睡眠，同时补充丰富的营养，不要偏食，可以多吃含钙、铁、锌以及维生素含量多的食物。

男性阴毛少和睾丸有什么关系？

有些男性进入青春期后还没有长阴毛，尤其是超过18岁还不长阴毛，此时就要警惕了。这很有可能是患者存在发育不良的问题，比如因为某些疾病因素，导致雄性激素分泌不足，此时会造成阴毛不生长的情况。这个时候，就要及时去医院进行检查，关键是要检查睾丸大小、阴茎大小、胡须、喉结等方面有无异常。

阴毛稀少并不是一个单因素问题，而是要结合一系列体征，进行多方面的筛查来综合判断，如果同时存在多种异常的临床表现，可能代表内分泌系统或染色体出了问题。但如果没有其他指征，那么大概率就是阴毛生长受体有问题，当阴毛生长受体出现异常时，阴毛会表现为硬度和数量的欠缺，出现柔软和稀疏的体征。所以，如果你没有其他很明显的体征，那么就要考虑去做阴毛生长受体相关的检查。当生长受体缺乏或对雄激素不敏感时，阴毛比较稀疏，这时很可能伴有其他类型体毛的稀少。不过，这只是一种生理变异而已，对整体的身体健康和生殖健康没有太大影响，不需要过多担心。毕竟每个人的激素水平是有差异的，有的偏高，有的偏低。激素水平高的男性，阴毛可能长得更多或更密一点；反之，则会更稀疏一些。

但是要小心先天性睾丸发育不全综合征的情况，这是一种影响男性生育能力的遗传性疾病，往往在成年后才能确诊。我们都知道男性的性染色体是XY组合，但如果孩子的体细胞中，多一条额外的X染色体，那么就会出现此病。

先天性睾丸发育不全综合征最大的特点就是睾丸发育不全，患者的睾丸往往比正常人的睾丸要小，也更硬。这些都对睾丸的发育产生了很多不良的影响，从而导致睾酮生成减少。而睾酮作为最常见的雄激素之一，一旦减少，就会导致男性出现一些“女性化”的体征，比如喉结没变大，身体面部毛发稀疏，肌肉量减少，甚至乳房组织增大。当然先天性睾丸发育不全综合征的影响各不相同，并非每个人的体征和症状都相同，但是一旦发现这些方面的异常，请及时进行相关疾病的检查。

大多数先天性睾丸发育不全综合征的男性患者产生的精子很少或不产生精子，但通过辅助生殖的方式可以使一些先天性睾丸发育不全综合征男性患者成为父亲！

所以，我们私处的阴毛是合理的存在，在保护我们私处的同时，也和我们的健康息息相关。

射精一次会损失多少营养？

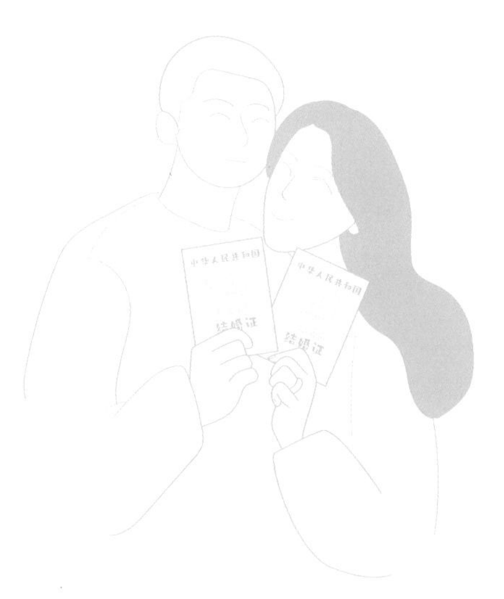

刘女士今年已经32岁了，因为事业心比较强，一直忙于工作，时间一长差点把自己的终身大事耽误了。后来通过相亲，刘女士认识了现在的丈夫。刘女士的丈夫比她小3岁，在学校里当英语老师，因为两个人比较聊得来，加上双方父母都比较满意，这门亲事很快就定下来了。

今年2月，刘女士正式与丈夫登记结婚。过了1个月，两个人举办了婚礼，洞房花烛夜当晚，丈夫醉得一塌糊涂，刘女士一人独守空房。

不料，结婚第二晚，丈夫竟搬着铺盖准备去另一个房间分房睡。刘女士问及缘由，丈夫却说最近筹备婚礼，太累了，两个人睡有点不习惯。无奈之下，刘女士只能同意两个人分房睡。

久而久之，刘女士也受不了了，毕竟这不是守"活寡"吗？于是她经常和丈夫因为这事吵架，然而刘女士的丈夫却是打不还手、骂不还口的那种人，不管刘女士怎么发火，他从来不对刘女士发脾气，总是百般哄劝，但就是不同意睡在一起，坚持分房睡。

于是，刘女士开始怀疑丈夫身体有问题，便让丈夫去医院检查，不过遭到了丈夫的否认和拒绝。万般无奈下，不想离婚的刘女士甚至向身边的律师朋友们求助：能否起诉到法院，要求丈夫履行夫妻义务？

二人的共同朋友觉得这事很荒谬，于是就把这件事和刘女士的丈夫说了。此时，刘女士的丈夫才终于说了真话，原来他是个喜欢养生的年轻人，以前在一本书上看到了"一滴精，十滴血"的说法，他害怕自己和刘女士同房，会损害自己的健康。

刘女士得知了丈夫的担忧之后，直接带丈夫来到了医院，找医生进行咨询，打消了丈夫的疑虑。再后来，两个人和好如初，没过多久就有了孩子！

这真的是个令人啼笑皆非的故事。那么精液真的像刘女士丈夫认为的那样，具有极高的营养价值吗？精液流失对男性的健康有多大的影响？下面我们就来为你揭秘精液的那些事！

精液真的有营养吗？

精液主要包含两部分：一部分是精子，另一部分是精浆，其中96%以上都是水。精液中确实含有一些营养物质，比如脂肪、蛋白质，可以满足精子的一些能量需求，但它们的含量非常少，更别说矿物质和维生素这些微量营养元素了。所以说，市面上流传的"精液能补充蛋白质""精液能补充维生素C""精液能美容"完全就是无稽之谈。

精液中绝大部分是水，并含有少量糖分和无机盐。所以，古人所谓"一滴精，十滴血"的说法是完全没有科学依据的。虽然精液确实可以吃，但它几乎不含有任何营养价值，即使吃了也没什么用。

健康男性的精液里一般没有病菌，和其他食物一样，被吞食后的精液，在消化系统的作用下，会被人体分泌的胃酸和胃液分解，最后排出体外。从这里也可以看出，吃精液既不能补充营养，也不会怀孕，因为精液循经是消化系统而非生殖系统。

那么精液是不是越多越好呢？我们知道睾丸的生理功能就是不断产生精子，数据显示，每天每立方厘米的睾丸组织能产生200万个精子，也就是说一个健康男性的睾丸每天能够产生几千万至上亿个精子。

这个数量是非常多的，所以精子多了也会"精满为患"，这也是为什么有些男性睡觉时会遗精。而就算这些精子找不到机会冲出体外，最终也会老化、死亡，被人体消化掉。

那么正常男性每次射精量大概多少才正常呢？在1.5～5毫升都属于正常范围内，约等于一个矿泉水瓶瓶盖的容量。精液并不是排射得越多就越好，因为如果精浆分泌或渗出过多，由于精子总数是不变的，只会稀释精液的浓度，从而降低女方的受孕概率。

精液出现这些情况，可能是身体出现了问题！

根据健康精液的标准，我们其实可以通过观察精液的颜色、气味等特点，来判断精液是否健康，如果你有以下症状，就要小心了：

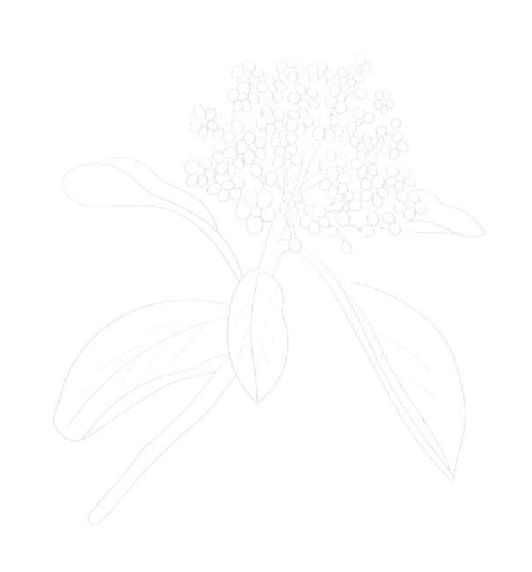

1. 精液呈深黄色

正常精液的颜色为乳白或淡黄色，比较黏稠。如果发现精液颜色仅仅是深黄色，但并没有其他的不适，可以先尝试调整一下生活方式，比如清淡饮食、规律排精、适度饮水，再观察一段时间，如果能够恢复过来，通常无需就诊检查。

但是，如果同时伴有射精疼痛、尿痛等，可能是泌尿系统感染所致，如前列腺炎、精囊炎等，细菌会对精液中的精子产生刺激，使精液质量下降，引起精液发黄。

2. 精液有异味

一般来说，一个健康男性的精液会带有一点特殊的腥味，但不臭，也就是“腥而不臭”，这种气味类似于生石灰或石楠花的气味，这也是生活中大家总会调侃石楠花香的原因。但如果生殖道有炎症反应时，精液就会有明显腥臭味，通常还会伴有排尿不适的感觉，所以遇到这种情况，应尽快就医检查。

3. 精液不液化

正常情况下，排出的精液一般都呈果冻状或者颗粒状。这种黏稠的状态可以增加精液在阴道中的停留时间，使精子有充足的时间与卵子结合。在室温下，精液会在前列腺液中液化因子的作用下逐渐液化（变成流动的液体），这是正常的生理现象，这个时间需要 5～30 分钟。但如果精液排出后 30 分钟内不能完全液化，那就要警惕了，在临床医学上这被称为“液化迟缓”，会影响男性生育能力，所以一旦发现精液存在不液化的情况，就需要及时到医院做精液常规分析。

精液带血是怎么回事?

如果精液呈红色、粉红色、咖啡色或带有血丝、血块，我们称为血精。出现这种情况，可能有以下这些原因：

（1）性生活比较频繁，性生活过度会导致精囊长期充血，静脉扩张引起出血。

（2）长期禁欲，长期禁欲后突然进行性生活，会瞬间排空蓄积的精囊分泌物，这样压力突然没了，囊壁上的毛细血管可能会破裂出血。

（3）精囊炎、前列腺炎、精囊囊肿或扩张等，都可引起血精。

不管是哪一种原因引起的，出现血精对个人健康和性生活体验都会造成影响，所以，出血期间应禁止性生活。如果是功能性原因导致的血精，一般症状比较轻，可以自行缓解；但如果是病理性原因引起的血精，应该立即就医，查明病因，对症治疗。

总之，精液的状态不仅关乎男性身体状况的健康与否，也是生儿育女中不可或缺的一部分，所以男同胞平时要多注意这方面的健康知识。

秃头了，能把阴毛移植到头顶吗？

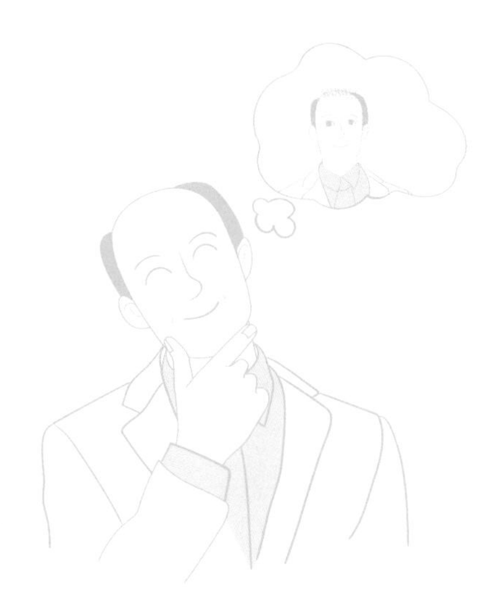

你是否正在遭受脱发的困扰？随着生活压力的增大，越来越多的人都在饱受脱发的痛苦。根据国家卫生健康委2020年10月的报告，中国已经有超过2.5亿人受脱发困扰。也就是说，平均每6人中就有1人脱发，这个数字真的相当惊人。

随着脱发人群数量日渐壮大，黑芝麻、育发液、生发洗发水这类增发产品层出不穷，也有不少人选择通过科技手段——植发，来挽救自己寥寥无几的头发。他们秉持着“地方支持中央”的原则，把后脑勺这些相对隐蔽又毛发旺盛地方的头发移植到脱发严重的地方，来使自己的头发有个全面的遮掩，看起来更多。但这种方法的前提是要有发可植，对于那些天生头发稀疏、“无发可植”的朋友来说就没用了。

此外，还有一个神奇的现象，有些秃发的男性，即使头上已经光秃秃了，但他的胡子和腿毛却很旺盛茂密，和光溜溜的脑袋形成了鲜明的对比。那么可能有人会产生一个来自灵魂深处的疑问：同样都是身上的毛，胡子、胸毛、腿毛、私处的毛能种在脑袋上吗？

理论上来讲，只要是同一个人身体上的毛发，并且拥有健康的毛囊，那么都是可以用来移植的，所以这个想法并不是天马行空、毫无依据的。

但成功与否，还是要看移植后的毛发能否正常长出，能否满足使用需求。首先是外形上，我们的头发往往是黑、长、直的，所以为了美观，毛发移植的供体的选择首先需要考虑其形态及长短和头发相似。除了形态外，我们第二个需要考虑的就是数量。脱发越严重，意味着需要更多的毛囊数量。根据这两点，我们不难发现，植发的最佳选择其实还是我们的头发，它们在形态和数量上最能满足供体需求。所以，一般我们是将后脑勺部位那些不易脱落的头发移植到前额或头顶的脱发部位，来达到美观的效果。

但对于后脑勺都没有头发的重度脱发患者来说，可能只能用胡须和阴毛这类毛发来代替了。胡须在形态上是与头发最接近的毛发，并且两者都能长到一定的长度，所以理论上移植后效果应该会很不错。但为什么在我国很少听说用胡须进行植发的案例呢？这其实是因为种族基因的限制，我国男性的胡须往往不像欧美男性那么茂密，所以用胡须作为植发供体也不是很适合。

这时候有人就想了，有时候私处毛发太多了的确挺碍事的，比如阴毛太多了，夏天穿比基尼的时候就很影响美观；肛毛太多了容易沾大便，擦屁股会特费劲儿。如果能把这些碍事的毛毛植到头顶上，岂不两全其美？其实，这完全是可行的。印度一位医生已经大胆地干了这件事。经过患者的同意，这位医生在患者的头皮植入了阴毛，不久后就长出了“新头发”。秃发的区域，也长出了茂密的“森林”，乍一看上去好像还不赖。不过仔细观察，还是和头发有区别的。

所以，想把私处毛发植在头顶是可以的，但要做好长出一头阴毛的心理准备。不过，有毛发总比秃头好吧？那么你可能就会很好奇，为什么阴毛和裸露在表面的毛发如此不同？是什么造成了它们的差异？

阴毛植发和普通植发有区别吗？

首先我们要知道，无论是什么类型的毛发移植，都不能改变毛囊的属性，用的是哪个部位的毛囊，长的就是什么毛，也就是“种瓜得瓜，种豆得豆”。举个例子，如果植的是阴毛，那长出来的新毛就会具备阴毛的特性：形态是比较短、很卷曲、质地比较粗硬，它不会像头发那样黑亮顺滑，也不能像头发那样可以长得很长，基本上过几个月就会掉。因为除了头发外，其他部位的毛发“生命周期”都比较短。

所以，虽然用阴毛进行植发也是可行的，但最好还是不要采用这种方式，因为即使成功移植了，也会让人看出这是阴毛，并且阴毛移植持续不了多长时间，就会脱落。再加上目前这项技术还不够成熟，风险也很大，所以大家不要轻易尝试。假如你真的没有其他的区域毛发可以选择，建议可以采用混合植发，用阴毛搭配同其他部位的毛发一起植发，效果也很不错。具体的方案最好还是听从专业医生的建议。

日常防脱方案大全

不管你是否掉发，咱们都要做好护发措施，尤其是那些正在饱受脱发困扰的朋友们，更要采取措施来养护自己为数不多的头发，那么有哪些日常防脱方法呢？有以下几个注意点：

小知识

日常防脱方案大全

1.均衡营养，摄入足够的主食
2.适度护理头发
3.养成良好生活习惯

1. 均衡营养，摄入足够的主食

很多朋友为了减肥或控制体重，会选择采用轻食或者断食等方式，拒绝吃主食。这其实很不利于头发生长，千万不要为了减肥而拒绝吃主食，这样会使掉发情况更严重。所以生活中，我们一定要保持足够的主食摄取，在此基础上，还要均衡饮食，肉、蛋、水果、蔬菜也都必不可少。

2. 适度护理头发

首先就是减少烫发、染发的频率，烫发剂、染发剂里面含有较多的化学物质，这些化学物质不仅会对头皮、毛细血管等造成损伤，还可能造成毛囊炎，从而损伤发质，导致脱发。所以要想不脱发，一定要尽可能地远离烫发、染发。另外，不要过度地清洁头发，洗头发的频率保持每周 2～3 次即可，洗发时的温度也不要过烫或过凉，选择 40℃ 左右的温水即可，另外洗发前可以先用气垫梳把头发梳通顺，这样可以防止洗发的时候打结。最后，出门记得防晒，保护头皮。

3. 养成良好生活习惯

不要熬夜，保证充足的睡眠，愉悦的心情。另外，平时也要远离烟酒，这些生活习惯都会帮助我们保养头发，减少头发的脱落。

随着社会的发展，现代人面对的压力与日俱增，无论男女都可能会遇到脱发的困扰。脱发不是一天造成的，保住头发也不是一日之功，所以大家还是要在生活习惯上多下点功夫。

为什么很多男性的臀比女性的还翘？

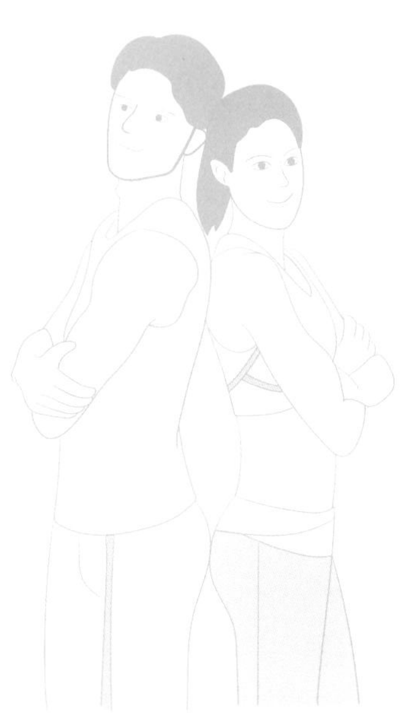

生活中，我们常常可以看到一个有趣的现象，就是很多男性的臀比女性还翘。都是女娲"捏"的人，为啥男同胞可以轻而易举地拥有"蜜桃臀"？

男性的屁股比女性翘，其实是天生的。这主要由男女之间的生理差异导致，具体原因有四点：

1. 生理结构

因为生育功能的关系，女性的骨盆天生就要比男性宽。尤其是生过孩子的女性，在生产后，她们的盆骨会扩张得更大。也就是说相同重量的肉，在较窄的男性骨盆上会显得更凸更垂直。

2. 激素影响

睾丸的作用不仅只是制造精子，它还会产生雄激素。而雄激素能够促进蛋白质合成及代谢，对肌肉的生长和发育有着很大的好处，能让肌肉变得更加紧实，有弹性。

所以男性天生肌肉就比女性更发达，当然这也包括他们的臀大肌。而女性体内的雌性激素会促进脂肪的增长，转化成肌肉的难度也更高。同时，我们的屁股由很多层肌肉组成，包括臀大肌、臀中肌和臀小肌。其中，臀大肌占比最大，也直接决定了屁股的挺翘程度。

3. 脂肪分布

女性的脂肪容易堆积在大腿和臀部上，而男性的脂肪则容易堆积在肚子上。肌肉相对于脂肪来说，更加紧致且不易下垂。因此，男性的臀部往往小而翘，而女性的臀部往往大而平。

4. 运动方式

除了以上这些内在的因素以外，还有一个外在的关键性因素。那就是相对于女性而言，男性更喜欢篮球、足球、撸铁、跑步、深蹲这些对臀部肌肉锻炼更有效的运动。

男性屁股翘是好事吗?

1. 屁股翘的男性更具有性吸引力

简单来说就是女性更喜欢屁股翘的男性，她们认为翘臀和腹肌一样都是男性魅力的象征，英国一本叫做《夏娃》的杂志曾做过一项研究，有39%的女性认为臀部是男性完美身材的标志之一。一个饱满、紧致、圆润的翘臀会让女性觉得这个男性很有性张力。

2. 屁股翘的男生更具有智慧

前面我们说过，男生的翘臀其实是天生的，因为他们体内拥有更多的雄性激素。一方面,雄激素对促进蛋白质的生成及代谢有着积极作用,从而也影响着人体肌肉的生长和发育,这也是为什么男性的臀部肌肉比女性更饱满、更有弹性的原因。另一方面,雄激素能助力大脑右半球的发育,促使人们在空间、图像等思维方面更发达。因此,屁股翘的男性,往往拥有更敏捷的抽象思维。

3. 屁股翘的男生视觉上更显高

其实屁股翘与否,主要是看我们的臀大肌是否发达,如果一个人的臀大肌、臀中肌发育得比较完善,那么他就会拥有一个更具吸引力的翘臀。而这种"翘",可以把腿部的视觉效果拉高拉长 5～10 cm! 简单来说就是"臀部越翘,腿部越显长",一个 175 cm 的男性,如果拥有更紧致、有弹性的臀部,在视觉上会给人 180 cm 的既视感。

4. 屁股翘的男生往往更有力量感

臀大肌是决定屁股翘不翘的关键,而发育完善的臀大肌不仅可以给我们的腰部提供更好的支撑,降低腰部劳损的概率,还能减少膝盖上方的股骨转动,增加我们的稳定性,让我们在跑步时省去不必要的颤动。所以屁股翘的男生往往更具有力量感,在性生活过程中往往也更持久。

你的屁股是真"翘"吗?

虽然屁股翘有着不少好处,但要警惕的是,我们要识别屁股翘与骨盆前倾的区别,这两者差异还是很大的,因为骨盆前倾的危害可不少!

骨盆前倾是骨盆位置偏移过度的病理现象,骨盆前倾最显著的特点就是臀部后凸,即使 BMI 值、腰臀比和体重都在正常范围内,小腹仍然凸得很明显。

不要小看骨盆前倾,严重的骨盆前倾会对我们身体的健康造成影响,常见的有以下几种:

1. 肩颈、腰背的酸胀、疼痛

肩颈酸胀、腰背疼痛是骨盆前倾患者最常见的症状之一，这是由于骨盆前倾的病态偏移，患者的腰部会过度凹陷，这就在无形之中增加了他们腰部的负担，使其腰部承受力比正常情况大了很多，这就是为什么骨盆前倾的患者常常会有各种腰酸背痛的不适感。

2. 便秘、痛经、经期不适等

我们都知道，骨盆给予我们腹部重要的支撑力，它包裹着盆腔内的各种脏器和生殖器官，起到保护和支持的作用。所以一旦骨盆发生变形，那么盆腔内的各种脏器和生殖器官也面临着大小不一的风险。对女性而言，骨盆的病态偏移会使盆腔内的子宫、卵巢等器官也发生扭曲，从而导致女性月经失调、痛经等问题的发生。对男性而言，骨盆倾斜会减弱肠胃等器官的机能，使之发生慢性便秘等病症。

3. 拉低人的身高

前面我们说到，真正的翘臀会在视觉上拉长人的身高，但是骨盆前倾则会起到相反的作用。骨盆卡在人的中间部位起到了“承上接下”的作用，一旦骨盆扭曲了，我们腰部就会塌陷，这就增大了膝盖的承受负担，膝盖承重力增大就会“压弯”腿部肌肉，所以，人看上去就更矮了。

4. 驼背、垂屁股

膝盖弯还会引起一系列连锁反应，比如造成大腿前方的肌肉过于发达，从而在视觉上拉宽人的腿，并且骨盆前倾还会使内脏下垂、小肚子凸起，以及让屁股横向生长，同时还有可能使臀部下移，出现“垂屁股”的情况。另外，骨盆前倾时，你的身体为了支撑头部，就会借力于背部，从而导致人体出现驼背的情况。

所以，真的翘臀与骨盆前倾造成的假翘臀，两者区别还是挺大的。那么我们该如何鉴别臀部是真翘还是假翘呢？可以用一个简单的方法对此加以区分，你可以找一面墙，以一个自然的姿势背靠着墙，使你的后脑勺、上背、臀部、脚跟自然贴上去，假如你的腰部到墙壁之间的距离只有一掌大小，那么你就是真的性感翘臀，但如果这个距离超过了一掌，那么很有可能是骨盆前倾造成的“假翘”。

当然，还有一些方法也可以帮助大家简单判断下自己是否有骨盆前倾，比如你长时间站立，身体会不自觉向前倾斜；比如你坐着的时候，很喜欢盘腿、容易腰痛，或者走路的时候出现O型腿、膝盖外曲现象；这些都有可能是骨盆前倾造成的，此时就需要注意了。

如果你发现自己有骨盆前倾的情况，就需要及时采取一些矫正措施，比如可以通过一些日常锻炼来进行改善，比较常见的有平板支撑、反向卷腹、臀桥等训练，这些训练的操作难度不大，能加强我们腰腹的核心力量，矫正骨盆前倾的病态偏移，让我们的体态更好，并且在家中就可以训练起来。大家可以在网上搜索一下相关的训练视频，根据自己的情况自行矫正训练。

最后，也是重要的一点，如果确实存在骨盆前倾，一定要及时就医，按医生的建议科学合理地进行矫正。

内裤有多脏，你永远想象不到！

生活中很多男性穿的内裤即使松松垮垮、出现破洞、能“包浆”了也不会换，用他们自己的话说就是穿出感情了，穿得越久、越破，穿起来就越舒适。棉质被洗得松松垮垮，不仅不卡裆、不勒肚，还能完美贴合臀形，使用感真的一级棒。

但是，穿了一天的内裤到底有多脏，大家知道吗？

内裤上的残留物有什么？

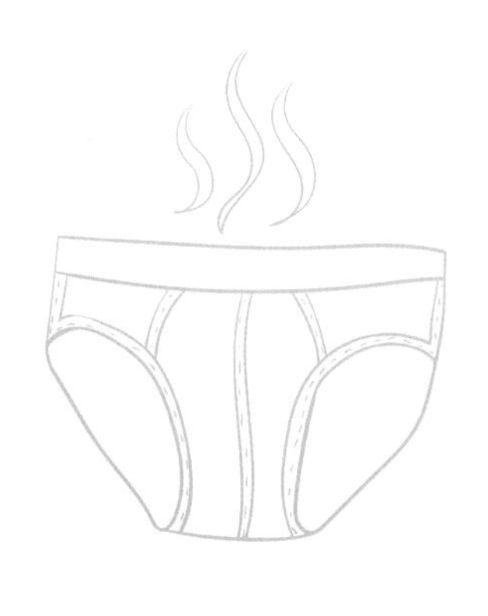

内裤是贴身衣物，经常会带有人体的分泌物，具体包括：

1. 黄色不明物体

可能是大便残留物，更有可能是尿液。尤其是包皮过长甚至包茎的男性，小便后内裤上会留下淡黄色的痕迹。因此建议男性朋友每天将包皮、龟头清洗干净。

2. 透明黏稠液体

这是精液的前导部分——尿道球腺液。男性受到性刺激时分泌增加，起润滑作用。当分泌过多时，就会在内裤上留下痕迹。这是一种较为正常的现象，但是一定要做好清洁。

3. 淡乳白色的黏稠液体

这是精液的重要组成部分——前列腺液。一般情况下前列腺液不会自主溢出尿道口，但是如果受到较为强烈的性刺激或同房前后，有可能会溢出。如果不影响日常工作和生活，那么这也是比较正常的现象。有部分慢性前列腺炎的患者，在久坐或劳累的情况下也会有前列腺液溢出，从而在内裤上留下污渍，往往还伴有骨盆部疼痛或不适感，这时就需要及时找医生咨询了。

4. 血性脓性分泌物

如果有脓性甚至血性的黏稠分泌物从尿道口流出，这可能是急性细菌性前列腺炎的症状，需及时就医。

5. 乳白色稀薄液体

尿道口分泌乳白色稀薄液体，同时还伴有尿痛、尿道烧灼感等不适感，有可能是非淋菌性尿道炎。病原体往往是致病性的衣原体或支原体，应及时治疗。

6. 黄色脓性分泌物

尿道口分泌较多的黄色脓性分泌物，或者晨起时内裤上有大量脓性分泌物痕迹，同时伴有尿频、尿急、尿痛等排尿症状，如果还有不洁性行为史，那么很有可能是淋菌性尿道炎，需要及时就医。

7. 黄绿色脓性分泌物

出现乳白色、黄绿色甚至伴有血性的脓性分泌物，同时包皮出现红肿、瘙痒，严重时出现溃烂并伴有剧痛，这种疾病可能是由于包皮垢刺激，也可能是由于细菌、真菌感染引起的，需及时去正规医院就诊。

内裤为什么会变黄、变硬？

除了内裤上的分泌物，内裤最常见的问题就是内裤发黄。显而易见，这可能是尿渍、粪便残留导致的。因为尿液含一定的色素和酸碱性，所以一般呈淡黄色，排泄之后，即使处理了，内裤上也会带点尿液的色素，那内裤自然而然就变黄了。

需要注意的是，由于粪便和尿液难免会在内裤上有所残留，这就导致内裤上或多或少会遗留一些致病菌。有调查显示，我们每天穿在身上的内裤大概有300万个大肠杆菌。

1克粪便中包含了不少“生化武器”，有研究表明，这里面有100个虫卵、1000个寄生虫包囊、100万个细菌。这些病菌中有两大“元首”，即大肠杆菌、沙门氏菌，它们是导致腹痛、腹泻的“罪魁祸首”。并且，即使每天都及时清洗内裤，这些病菌也不能完全被消灭。所以内裤有多脏，大家可以自行想象一下。

长期穿这种“脏”内裤必然会刺激我们的皮肤。大家想象一下，我们温暖潮湿的内裤，就如同一个天然的微生物培养皿，如果不及时换洗，这个培养皿就是病毒、细菌滋长的“温室”，那么长期穿着，尤其是在闷热的夏天，必然会引起私处肿痛、瘙痒，增加尿路感染的概率。并且对男性而言，这种“温暖潮湿”的脏内裤还有可能“闷坏”小蝌蚪，阻碍精子的生长发育，增加男性不育的概率。

所以我们要养成小便后使用卫生纸清理的习惯，这样能降低内裤的发黄率，也能减少泌尿系统感染的概率。当然，有条件的话，建议及时更换发黄的内裤。一般来说，内裤的使用期限是3～6个月，所以最好3个月就更换一次。

除了内裤发黄之外，内裤变形和变硬也是我们常见的“内裤问题”，长期穿变形和变硬的内裤容易增加泌尿系统感染的概率，所以如果内裤出现变形或变硬的问题，建议及时更换，避免诱发疾病，影响身体健康。

看到这里，有些男性朋友就要问了，为啥我天天换洗内裤，裆部还是会发黄变硬？其实内裤变硬和清洗摩擦、太阳暴晒有关。

生活中我们内裤的材料以棉织物为主，但这种材料的耐磨性和耐热性都比较差，如果在清洗内裤时大力揉搓，清洗完又长时间暴晒，那么很容易使棉织物的细小纤维断裂，从而导致内裤变形和变硬。

但是即便如此，我们最好还是每天更换和清洗内裤。如果不及时更换的话，很容易导致男性私处出现炎症。

所以无论男女，一定要及时更换内裤！只要用得够久，没有一条内裤可以逃过发黄、变硬的“宿命”。对于这样的内裤，我们唯有及时更换才是正解。

选对内裤很重要，不要再瞎买了

在现实生活中我们会发现一个有趣的现象，很多男性都喜欢穿旧的内裤，他们认为穿旧内裤更舒适。在穿上新内裤过后，反而还需要适应很长一段时间，因为新内裤一般都比较紧。其实这是因为买的内裤不合身，所以男性在买内裤的时候一定要买适合自己的，不然也会给私处带来伤害。

1. 内裤款式的选择

（1）平角内裤。男性在进行走路或者跑步这些运动时，内裤难免会与我们的胯部和腿部产生摩擦，长此以往，是不利于生殖健康的。而平角内裤却可以减轻这种摩擦，让我们穿内裤时没有束缚感，因此，它是男科医生的首推。

（2）三角内裤。一般来说，三角内裤更适合女性穿，它可以修饰腿型，使我们的腿在视觉上更修长。另外，游泳、跳水运动员也常穿三角内裤，这是为了减少束缚感，方便运动员在运动时更加舒展。但我们在日常生活中很少看到男性选择三角内裤，因为三角内裤会把阴囊紧紧包裹住，不利于私处散热，从而影响睾丸的生精功能，所以，男性尽量不要选择三角内裤。

（3）四角内裤。与三角裤相比，四角裤不仅更加透气，穿起来更舒适，也更能减少衣物和阴茎、肛门之间的频繁摩擦，降低病菌进入尿道的概率，避免泌尿系统或生殖系统的疾病感染。这也是为什么生活中大多数男性会将四角裤作为内裤。那么四角裤和平角裤有什么不同呢？区别在于平角裤没裤腿，裤腿和裆部是平行的，而四角裤有裤腿。

2. 内裤材质的选择

说完了内裤的款式，我们再来谈谈内裤的材质。我们都知道，内裤贴身的

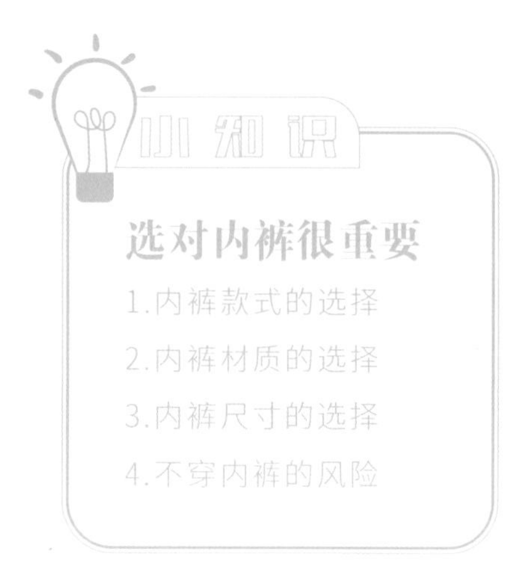

皮肤，是我们人体最“娇嫩”的地方，如果材质不好，比方说透气性不够，摩擦力太强，不仅会损伤我们的皮肤，还会增加泌尿系统感染的概率。所以选择适合自己的内裤材质也是很重要的。

一般来说，我们要选择纯棉的、透气性好的材质，这样更有利于我们健康。男性阴囊内的温度比腹腔温度要低一些，这是精子最“喜欢”的温度。如果内裤的材质不好，透气性不佳则会影响睾丸正常的生精功能。因此，男性内裤必须在“透气性”“吸水性”这两点上合格，否则容易使私处“捂”出细菌。

3. 内裤尺寸的选择

最后，尺寸也是避不开的话题。

过紧的内裤会对前列腺产生压迫，引发前列腺充血，导致前列腺炎。因此，不穿或者穿宽松的内裤，可以避免对前列腺和盆底肌肉的过度束缚，减少出现相关健康问题。

不穿内裤利于局部散热。男性的睾丸是精子储存的场所，更适合低温环境，如果局部环境温度太高，会影响精子的质量，从而影响生殖水平。

4. 不穿内裤的风险

那么，既然不穿内裤对男性的生殖系统散热有这么多好处，为什么还倡导男士穿内裤呢？其实，不穿内裤也会伴随着许多风险。

（1）潮湿环境可能导致健康问题。因为外裤一般都是化纤或牛仔材质的，这类面料的透气性和散热性都比较差，不利于散热，因此，如果不穿内裤，会使男性的私处处于闷热潮湿的环境，这样的环境有利于细菌的滋生，也容易导致一系列的健康问题。

（2）排泄物污染造成的反复感染。每次大小便后，尽管及时清洁了，但仍会有少量的粪便残留在内裤上，这些排泄物中含有大量的细菌和病毒。如果不定时更换、清洗，会给内衣物造成污染，从而增加生殖系统感染的风险，因此，大家一定要注重个人卫生，及时换洗贴身衣物。

（3）剧烈运动时易造成生殖器官损伤。如果不穿内裤的话，我们在跑步、骑行的时候，外裤难免会和私处产生摩擦，这种摩擦会给生殖器官造成一定程度的损伤。所以，平时一定要穿内裤，这样可以保护男性的生殖器官在剧烈运动中免受伤害。

小小的内裤有着大大的学问，在生活中选对内裤，对于我们私处的健康来说格外重要。

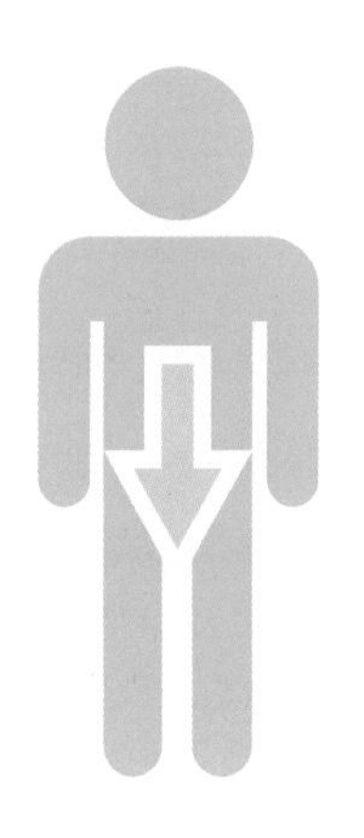

功能篇

前列腺在什么位置？
长什么样？有什么作用？

老李今年38岁，是一家金融公司的高管，年薪过百万。26岁硕士毕业后，老李就进入了这家公司，开启了他人生的新篇章。岁月如白驹过隙，转眼间老李已步入社会12年了，也跟随公司发展的脚步，从一个职场菜鸟蜕变成公司“德高望重”的前辈。

按理说，老李正处在家庭美满、事业顺利的人生高光时刻，但最近老李却精神颓靡，总感觉身体很不舒服，不仅在工作的时候会突然出现头晕、耳鸣、尿频的症状，记忆力也明显下降了，刚做完的事，一转身就不记得了。有时候老板交代的任务，还会记错时间，导致老板大发雷霆。

从老板办公室出来的老李，心情久久不能平复，想着去卫生间上个厕所、抽根烟释放一下压力，结果却怎么抖也抖不出尿来，尿道口还疼，费了半天劲儿，好不容易尿出来了，还有灼烧感。此时老李才惊觉事态的严重性，他还不到40岁，正是意气风发的年纪，为何却出现了排尿困难？

于是趁着休息日，老李就来到医院的男性泌尿科检查，根据他的症状和检查结果，医生初步诊断为前列腺炎。这让老李很受伤，他表示平时洁身自好，怎么会患上前列腺炎呢？

医生淡定自若地说：“没人怀疑你生活混乱，前列腺炎是成年男子的常见病，虽然性行为是它发病的温床之一，但它还可以由长期久坐、加班熬夜、饮食辛辣等不良生活习惯导致。”老李这才明白原来他最近各种反常、不适，都是他常年忙于工作、奔波劳累、透支身体后患上前列腺炎导致的。

生活中像老李这样的男性数不胜数，他们是家里的顶梁柱，顶着工作、家庭两座大山，用健康和年轻赚取金钱。明明40岁都不到，却活得像个老大爷，尿频、尿急、尿不尽，性生活也力不从心。

出现这些症状，就要警惕是不是前列腺出问题了。前列腺的抗议，就像小虫子一样侵蚀着男同胞们正常的生活，让他们的工作和家庭出现裂痕。

1. 前列腺究竟是个什么器官呢？

首先，给大家科普一下前列腺的位置，了解位置能帮我们更好地进行疾病自测。前列腺位于我们的盆腔内，盆腔在哪里？你按住自己的小肚子，再往下正中间有骨头，这个称为耻骨，在耻骨深面，是我们的膀胱，膀胱下方就是前列腺，前列腺后方是直肠。

也就是说，用手指进行肛门指检时可以摸到前列腺的后方。前列腺中间有尿道穿过，男性的输精管则穿过前列腺实质，其开口与前列腺尿道部的精阜，也就是输精管穿过前列腺的部分，一起被称为射精管。换句话说，尿液、精液排出体外，都得经过前列腺。

通常我们会把前列腺的位置分为四个区，分别是前方纤维肌肉基质、外周带、移行带和中央带，其中，外周带就是直肠指检可以摸到的部位。不同的前列腺疾病，发病的部位不一样，前列腺炎、前列腺癌多发于外周带；而前列腺增生好发于移行带。了解这些位置和分区可以帮助我们快速定位前列腺病症。

一般来说，正常的前列腺，横径是 4 cm，前后径 2 cm，垂直径是 3 cm，形状就像个栗子一样。而且，前列腺的大小并不是一成不变的，前列腺会受体内雄激素调控，随着年龄增长逐步增大。幼儿的前列腺很小，在青春期以后会迅速生长；而成年人的前列腺组织随着年纪增长会逐渐退化，引起腺内结缔组织增生，形成前列腺增生，压迫尿道，造成排尿困难。

2. 前列腺有什么作用呢？

很多患者都说不清楚，有人还跟医生说前列腺是产生精子的，这可就错了。产生精子的是睾丸，而前列腺有四种功能：

（1）具有外分泌功能。前列腺是男性最大的附属性腺，也是人体外分泌腺之一。它能分泌前列腺液，每天分泌 0.5～2 ml 较稀薄的乳白色液体（有一部分前列腺炎患者有滴白症状，那就是被挤压出来的前列腺液）。前列腺液中

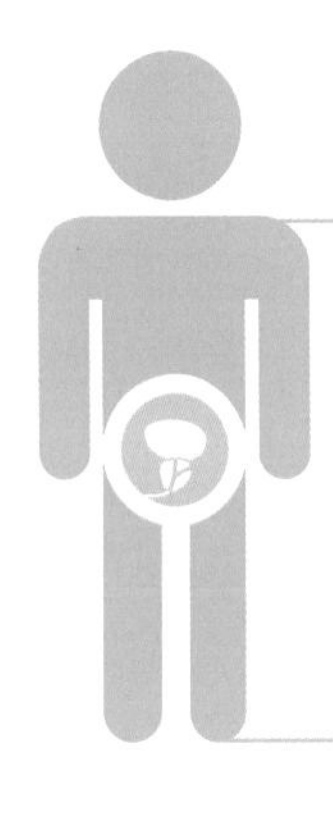

前列腺有什么作用呢?

1.具有外分泌功能
2.具有内分泌功能
3.具有控制排尿功能
4.具有运输功能

含有果酸和氨基酸,是精子活动的能源;在射精时与精液混合排出体外,占精液总量的13%～32%。前列腺液中同时也含有大量的枸橼酸、磷酸、钾、钠、镁、钙等物质,可使精液呈微碱性,中和阴道的酸性环境,提高精子的生存率和活力,对维持精子正常的功能具有重要作用。

(2) 具有内分泌功能。前列腺内含有丰富的5α-还原酶,可将睾酮转化为更具有生理活性的双氢睾酮,在前列腺增生中发挥重要作用。通过阻断5α-还原酶,可减少双氢睾酮的产生,从而使增生的前列腺组织萎缩。

(3) 具有控制排尿功能。前列腺包绕尿道,与膀胱颈贴近,构成了近端尿道壁,环状平滑肌下位围绕尿道前列腺,尿道内括约肌构成离不开前列腺。当男性有排尿冲动时,伴随着逼尿肌的收缩,内括约肌则松弛,从而使得排尿顺利进行。有相当多的前列腺炎患者出现排尿异常,就与前列腺此功能失调有密切关系。

(4) 具有运输功能。尿道和两条射精管穿过前列腺,男性射精时,精囊腺和前列腺肌肉会不停地收缩,通过射精管把以上内容物压入后尿道,从而排出体外。

了解了前列腺的位置、形态及功能后,就到了大家最关注的问题了,那就是由前列腺引起的病症有哪些?它们之间又有什么区别呢?在这里,大家要搞清楚三个概念,前列腺炎、前列腺增生、前列腺癌,这是前列腺最常见的三种疾病,也是三个完全不同的概念,接下来带大家了解这三种疾病。

尿急、尿频、尿分叉等于前列腺炎吗?

作为泌尿外科最常见的病症之一,每年都会有8%～25%的泌尿患者因前列腺炎前来就诊。那么什么是前列腺炎呢?很多年轻男性因为尿频、尿急,或者下腹部不适、阴囊疼痛、会阴部酸胀等原因去看病,查了一圈,医生总告诉你是前列腺炎,但是也不说清楚什么是前列腺炎,这让很多患者一头雾水。实际上前列腺炎是一类病症的统称,包含了几个不同类型的疾病。这里,根据《中国泌尿外科指南》,来给大家科普一下前列腺炎的种类。

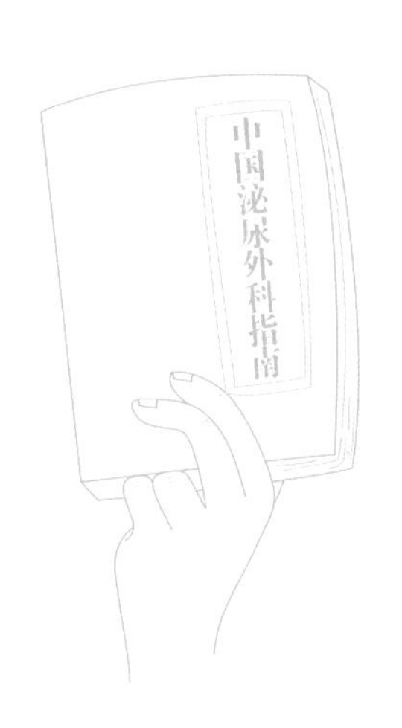

根据美国1995年的分型,前列腺炎分为4种类型。

Ⅰ型:急性细菌性前列腺炎。

Ⅱ型:慢性细菌性前列腺炎。

Ⅲ型:慢性前列腺炎/慢性盆腔疼痛综合征,以前称为慢性无菌性前列腺炎。

Ⅳ型:无症状性前列腺炎。分为细菌性前列腺炎和非细菌性前列腺炎。其中,非细菌性前列腺炎比较多见。

Ⅰ、Ⅱ型前列腺炎都和细菌感染有关,这里的细菌大多数是大肠杆菌。急性细菌性前列腺炎患者多半会出现高热、会阴部疼痛或者明显的尿频尿急等下尿路症状,尿里面白细胞数量会升高,尿培养可以出现细菌;而慢性前列腺炎则是由于细菌性前列腺炎反复发作,迁延超过3个月造成,尿里面白细胞数量会升高，尿培养可以出现细菌。这也很好理解，急性没好全，转为慢性了。而Ⅳ型前列腺炎是无症状前列腺炎，只在病理或者前列腺液中发现有炎症的证据。

Ⅲ型就是本节要讲的重点了，因为大多数前列腺炎都是Ⅲ型，主要症状是长期骨盆区域（下腹部、会阴部）会有疼痛或者不适，持续超过 3 个月。而且还会伴有不同程度的排尿症状和性功能障碍，比如尿频、尿急或者勃起功能障碍。

由于尿培养没有细菌，普通化验的尿常规中白细胞也是不增高的，因此，Ⅲ型前列腺炎也称为无菌性的前列腺炎。临床上，根据前列腺液里面的白细胞数量，又把Ⅲ型分为ⅢA 和ⅢB 型。ⅢA 型前列腺液的白细胞增高，而ⅢB 型前列腺液中的白细胞不增高，两者各占 50%。因为慢性前列腺炎患者多数会有坠胀不适感，因此又称为慢性盆腔疼痛综合征。目前科学研究也没完全搞清楚无菌性前列腺炎的病因，有几个可能的假说，比如可能是一些目前手段不能检测出来的病原菌感染导致，可能是尿液反流刺激引起，或是前列腺静脉淤血引起，还有人认为这是一种自身免疫异常引起的炎症。

总之，不同类型的前列腺炎症状是不同的，对应的诊断措施、治疗方案也会有所区别。Ⅰ～Ⅱ型前列腺炎可能出现发热，尿常规就可以诊断出来，而Ⅳ型前列腺炎没有症状。Ⅲ型前列腺炎占 90%，我们称为慢性前列腺炎。

前列腺炎的主要症状为下腹部疼痛不适，疼痛部位可以位于下腹部、会阴部和阴囊。同时伴有排尿异常，比如尿频、尿急；性功能异常，比如勃起障碍、早泄等症状。由于上述的症状都不典型，很多疾病都可以同时出现，需要做一些检查排除其他疾病，比如尿常规、尿培养、前列腺 B 超等，排除是否有尿路感染，是否有前列腺增生，是否有前列腺癌、膀胱结石、膀胱肿瘤等疾病，才能诊断。

慢性无菌性前列腺炎，多半见于年轻的男性，尤其是 20～40 岁的人群。老年男性如果仅有尿频、尿急的排尿异常，首先考虑前列腺增生引起的梗阻为首要因素。通俗地说，年轻人多数得前列腺炎，而老年人多数得前列腺增生和前列腺癌，这不一定十分准确，但是确实也有一定的道理。

自慰会导致前列腺炎吗？得了前列腺炎，会早泄、不举吗？

长时间频繁的手淫，不仅会造成前列腺充血，还会导致细菌逆行感染进入前列腺，演变成前列腺炎。因此，想要预防前列腺炎肯定要避免频繁手淫。但有人问，是不是禁欲就可以避免前列腺炎呢？这也是个误区，医生并不主张通过禁欲来避免前列腺炎，我们推荐进行正常的性生活。只要把握好性生活的频率，定期排空前列腺液，对清除前列腺内的炎症，促进局部血液循环是有好处的。所以，绝对的禁欲也是不可取的。

那么多久一次性生活才算正常呢？有个很有意思的计算方法，性爱频率＝年龄的首位数×9。即用自己年龄的十位数乘以9，所得乘积的十位数即为一个性爱周期所持续的天数。比如20～29岁的年轻人，性生活频率就是2×9＝18，也就是10天8次，如果是30～39岁的人，性生活频率就是3×9＝27，也就是20天7次，依次类推。这个公式只作为参考，大家也不要太当真，否则会有压力，每个人体质不同，精力不同，量力而行就好了。

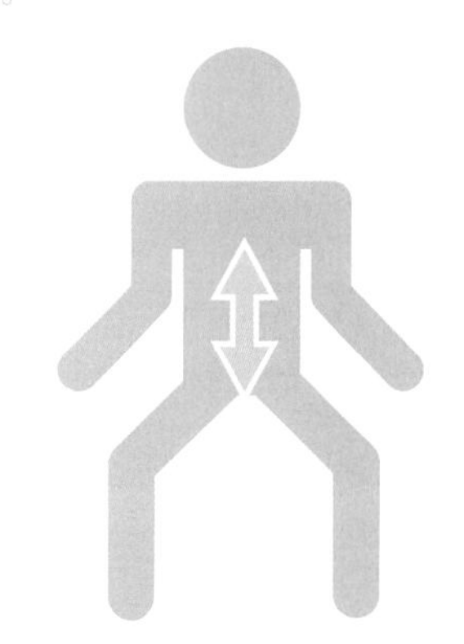

慢性前列腺炎确实和性功能障碍有所关联，并且还是一个高关联的状态。国内研究表明，62%的慢性前列腺炎患者有不同程度的性功能障碍，其中，勃起功能障碍和早泄患病率分别为29%和40%。相对于只患有前列腺炎的人来说，伴发性功能障碍的患者临床症状更严重，生活质量更差。

但是为什么前列腺炎的患者性功能障碍比例这么高呢？是前列腺炎导致性功能障碍，还是性功能障碍容易导致前列腺炎呢？两者的因果关系还不很清楚。传统观点认为，前列腺炎会导致患者精神紧张、抑郁，患者对于性生活会产生恐惧，缺乏信心，进而又加重了症状，形成了恶性循环。而近年来的研究表明，前列腺炎患者也会出现盆底肌痉挛，炎症因子导致血管内皮异常，导致勃起功能障碍的发生。总之，前列腺炎患者很多会合并阳痿。

对于那些既有前列腺炎又合并有性功能障碍的患者该怎么办呢？除了针对前列腺炎进行规范化治疗之外，我们可以适度使用治疗勃起功能的药物，比如西地那非等。此外，也要对患者进行疾病知识的科普，消除焦虑情绪，帮助他们树立战胜疾病的信心。治疗期间，应避免久坐憋尿，改进膳食模式，加强盆底肌肉运动（提肛运动等）。同时，要安排合理的生活作息，性生活频率适度，伴侣的鼓励和支持也很重要。

前列腺检查知多少

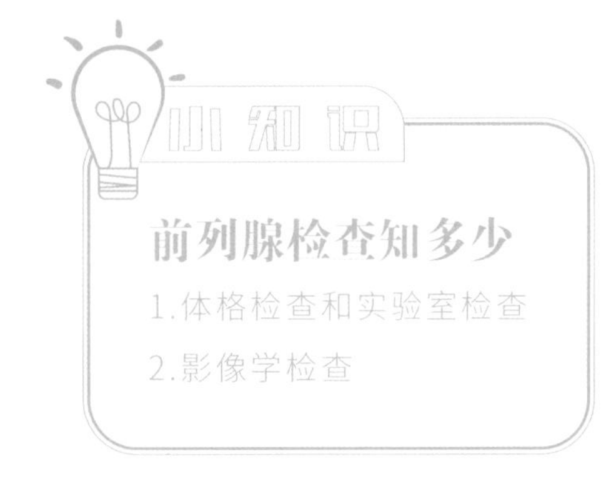

上一节简单介绍了伴有性功能障碍的前列腺炎，但是前列腺炎的种类有四种，且症状不一，在没有确诊前，无法进行有针对性的精确治疗。所以，这一节我们就来聊聊常规化的前列腺检查，带大家详细了解一下前列腺检查的就医流程和筛查项目。

前列腺检查分为体格检查、实验室检查和影像学检查三种。

体格检查，顾名思义就是医生用手，根据经验来对患者身体进行检查。实验室检查，也就是一些体液方面的化验，比如尿液、前列腺液等。影像学检查，就是俗称的“拍片子”，这里的片子指 B 超、CT 或者磁共振。

1. 体格检查和实验室检查

这两者关系密切，常常存在接连并用的关系。前列腺位于盆腔内、膀胱下方，后方贴近直肠，因此，医生用手经肛门检查，就可以在直肠的前壁触摸到前列腺的后壁。通过触摸后壁可以检查前列腺的大小，前列腺的质地，如偏软还是偏硬，有没有结节，有没有触痛，等等。

通常描述前列腺大小的时候医生都会用Ⅰ度、Ⅱ度、Ⅲ度来描述。Ⅰ度相当于鸽子蛋大小，Ⅱ度相当于鸡蛋大小，Ⅲ度相当于鸭蛋大小，如果摸到结节，可能提示有前列腺癌的风险。

前列腺液检测是实验室检查的常规方法，即通过按摩挤出前列腺液来进行化验。具体步骤：患者胸膝位趴在床上，也就是膝盖跪在床上，屁股撅起来，同时头和肩靠近床，在这个体位下，医生右手戴乳胶手套，沾润滑液，把食指轻轻地伸入肛门内，通过肛门括约肌后，食指下就是前列腺，前列腺按摩主张从上到下、从外往内、两侧往中间这样一个顺序按摩。按摩3分钟左右，挤压一下后尿道，看看有没有前列腺液排出来，通常挤出2～3滴前列腺液就够了。常规检查中，正常的前列腺液在每高倍镜下视野里白细胞数量小于10个，卵磷脂小体均匀分布于整个显微镜的视野。而发生慢性前列腺炎时，白细胞增多，卵磷脂小体减少。

还有一种前列腺液检测方式，称为“四杯法”。“四杯法”就是针对留取的初始尿液、中段尿液、按摩后的前列腺液、按摩后的尿液分别进行化验，用来区分不同分型的前列腺炎，但是这个过程比较复杂，后来我们改良成“两杯法”，也就是分别化验前列腺按摩前和按摩后的尿液。化验尿液要比化验前列腺液简单。如果按摩前尿液没有白细胞，按摩后尿液有白细胞，代表是ⅢA型的前列腺炎；而按摩前和按摩后尿液都没有白细胞，则代表ⅢB型的前列腺炎。

2. 影像学检查

在各种病理筛查中，医生常常会借助B超、CT等影像资料来帮助确诊病例，前列腺检查也不例外。前列腺的B超检查可以分为两种：一种是经腹部的，一种是经肛门的。利用肛门B超诊断更为准确一些，但是需要把B超探头插入患者的肛门，比较难受。B超通过测量前列腺的大小，也就是最开始讲过的前列腺的“三围”，来判断是不是有前列腺增生。此外，B超还可以检测前列腺里面有没有异常的回声，有没有钙化。异常回声提示可能有前列腺癌的发生，而前列腺钙化代表什么呢？简单来讲，钙化就像是水管内壁附着的水垢，前列腺钙化就类似于前列腺某段小水管上结了水垢，这些小水垢多半由前列腺液、正常脱落的上皮细胞和钙盐的沉积组成。前列腺炎会导致前列腺钙化，而单纯前列腺钙化，又没任何感觉，不能诊断为前列腺炎。

得了前列腺炎怎么办？

在前面的章节中，我们一起了解了关于前列腺炎分类、临床症状等这些基础的前列腺知识，也介绍了前列腺常规检查流程，那么接下来我们就来谈谈大家最关心的问题，如果确诊了前列腺炎，我们该如何"自救"呢？由于前列腺炎患者中90%都属于Ⅲ型前列腺炎，即慢性前列腺炎，所以本节着重对这一类病症进行介绍。

Ⅲ型前列腺炎分为ⅢA和ⅢB型，两者的区别是前列腺液或者前列腺按摩后的尿液中，前者白细胞增高，而后者白细胞不增高。因此，对于ⅢA型的前列腺炎，我们可以先口服抗生素2～4周，然后再根据疗效反馈。如果患者症状明显减轻了，可以继续使用抗生素治疗4～6周。除此之外，还可再配合使用α受体阻滞剂或者植物制剂、非甾体类抗炎镇痛药和M受体阻滞剂来改善症状。对于ⅢB型前列腺炎，因为前列腺液中没有白细胞，则不用抗生素。

所以，是否使用抗生素治疗要依具体情况而定，建议是能不使用就不使用，因为抗生素是针对细菌感染的药物，而慢性前列腺炎不是细菌感染造成的，长期使用会增加不良反应发生的风险。尽管也有研究表明，慢性前列腺炎的发病机制可能是由于某种我们还不清楚的病原微生物的感染，但是，如果尿白细胞正常，或者尿二杯实验正常，那么就没必要使用抗生素。

除了抗生素外，还有一些常见的前列腺治疗药物。

（1）α受体阻滞剂。比如多沙唑嗪、坦索罗辛等，作用是能够松弛前列腺和膀胱颈的平滑肌，改善尿频、尿急的症状，也能改善疼痛，是治疗慢性前列腺炎的基本药物。

（2）非甾体类抗炎镇痛药。这个名字听起来很专业，其实我们平时感冒发烧吃的泰诺林，以及阿司匹林都属于这一类，主要是起到解热、镇痛、抗炎的作用，如果前列腺炎患者经常出现下腹部或盆腔疼痛的话，属于这类药物的塞来昔布，是改善症状的不错选择。

（3）M 受体阻滞剂。作用是减少膀胱逼尿肌过度收缩，对于尿频、尿急症状比较明显的患者，可以推荐使用。

（4）植物药。主要是指花粉类和植物的提取物。

（5）传统医学的中医中药。清热解毒、利湿通淋类的中草药对于Ⅲ型前列腺炎是安全有效的。

除了药物治疗外，我们还可以通过非药物治疗的方式来缓解和改善前列腺炎带来的不适，比如用前列腺按摩、热疗、生物反馈治疗、冲击波治疗等来辅助治疗。生物反馈治疗和冲击波治疗都需要专业的设备，普通患者难以接触，所以在这里就只给大家介绍前列腺按摩和热疗两种。前列腺按摩既是检查手段也是治疗方式，通过按摩把前列腺液排空，促进血液循环，增加局部药物浓度，可以缓解症状，缩短病程。此外，热疗也是比较常用的方法，最简单的就是温水坐浴，用一盆温水浸泡屁股。这可以增加前列腺的血液循环，加速新陈代谢，有利于消除组织水肿，缓解盆底肌肉痉挛。大家不妨尝试一下，可以获得不错的效果。

无论哪一种治疗方法，都需要患者保持良好的饮食习惯和生活作息，并且放松心态来面对。很多患者因为前列腺炎反复发作而患上了抑郁症，加重了前列腺炎的症状。所以大家要以一个良好的心态面对疾病，懂得舒缓心理压力，并且一定要纠正不良的生活习惯，以往熬夜、久坐的生活方式要以慢跑、游泳、健身等健康的生活方式替代，少吃辛辣刺激性食物，比如烧烤、火锅等，少饮用高度数的酒，再配合前面所说的药物和非药物干预，前列腺炎一定能够得到有效的控制。

前列腺炎是前列腺癌的前奏吗？前列腺炎有哪些认识误区？

在三大常见的前列腺病症中，前列腺癌是最让人恐慌的，因为癌症往往代表着难以医治，所以难怪人们会谈“癌”色变。那么前列腺癌会有哪些症状呢？它和前列腺炎是什么关系呢？前列腺炎会发展成前列腺癌吗？

前列腺癌和前列腺炎是两种不同的疾病，前列腺癌主要发生于50岁以上的老年人，而前列腺炎则多见于20～40岁性生活活跃的青年人，两者的年龄段完全不同。没有证据表明，年轻时候得前列腺炎会在年老时发展成前列腺癌。早期的前列腺癌多半没有任何症状，如果老年人出现尿频、尿急这些症状，主要还是考虑前列腺增生导致。

既然前列腺癌没有症状，那怎么发现呢？这里就要介绍PSA这个指标。PSA全称为前列腺特异性抗原，一般只存在于男性前列腺腺泡及导管上皮细胞胞浆中，并且具有前列腺组织特异性。如果前列腺出现病理变化或受到创伤后，PSA会被释放到血液中，PSA的指标升高。除了前列腺癌，良性的前列腺增生，急性、慢性前列腺炎都会导致PSA升高。

PSA到达多少会有肿瘤风险呢？通常来说，若血清PSA小于4.0 ng/ml为正常，PSA大于10 ng/ml则患前列腺癌的概率增加。如果PSA为4～10 ng/ml，称为灰区，在这个区域，中国人群患前列腺癌的风险大约是25%，这个时候我们参考游离PSA和总PSA的比值，这两个指标在一般的体检报告上都会出现，游离PSA是fPSA，总PSA是tPSA，如果f/t的比值大于0.16，那么前列腺癌的风险也是升高的。所以，如果PSA大于10 ng/ml，或者PSA为4～10 ng/ml，但f/t比值异常，都需要做前列腺穿刺活检。

前列腺穿刺就是用一根穿刺针，从前列腺里面获取一些组织做病理化验，这是诊断癌症的金标准。由于前列腺位置比较表浅，可以通过两种方式穿刺：

经直肠穿刺和经会阴皮肤穿刺。因为经会阴皮肤穿刺相对较为安全，是大部分医院主流的穿刺方式，一般会穿 8～12 针。

有人问，为什么不能靠拍片子来明确有没有前列腺癌呢？确实，如果肿瘤体积非常大，我们可以通过核磁共振，甚至 B 超就可以发现。但是对于大多数早期前列腺癌，片子上不会有明确的体现，或者说，即便采用先进的核磁共振，也只能得到模棱两可的诊断，最终还得靠穿刺活检明确诊断。影像学检查能够给我们提供的信息包括：前列腺的大小、肿瘤的局部侵犯程度、有无淋巴结转移，但这些还不能作为诊断肿瘤的金标准。

有这么一种说法：前列腺癌的发展都比较慢，不治疗也行。的确，相比于胃癌、肠癌等肿瘤，多数前列腺癌确实是相对惰性的肿瘤。然而，在前列腺癌里面，有部分肿瘤是发展迅速并具有致死性的，尤其是合并有一些抑癌基因突变的前列腺癌，通常发现时就处于晚期，并且会出现血尿、排尿困难等症状，很快就会对内分泌治疗失效。针对这部分前列腺癌，我们应该及时治疗。所以，医生推荐对于 50 岁以上人群每年体检常规都要筛查 PSA 这个指标。

最后总结一下，前列腺炎和前列腺癌是完全不同的疾病，前列腺炎是良性疾病，前列腺癌是恶性疾病，两者发病年龄不同，前列腺癌多发于 50 岁以上的老年人群，所以年轻的前列腺炎患者不用过度担心自己是不是会得前列腺癌，只要定期体检，科学防治，前列腺癌并不可怕。

前列腺肥大是什么？和前列腺炎是一回事吗？

前列腺疾病中最常见的就是前列腺增生症，常见的临床症状为前列腺肥大、尿频、尿急等。因其症状和前列腺炎有诸多相似，所以经常被人误认为前列腺炎，其实不然。

20～30岁男性的前列腺正常大小是4 cm×3 cm×2 cm，具体指左右径4 cm，上下径3 cm，前后径2 cm。可以通过B超测量前列腺的大小，前列腺大小可以用前列腺的体积或者前列腺的重量来表示，那么前列腺体积怎么计算呢？一般是用0.52乘以3个径，比如大小为4 cm×3 cm×2 cm的前列腺，体积就是0.52×4 cm×3 cm×2 cm约等于12 ml，重量是0.56乘以3个径，约等于13克。前列腺体积大于20 ml，则代表有前列腺增生。不过也不要担心，前列腺增生是正常的生理现象，因为随着年龄的增大，前列腺会逐渐增大。但如果前列腺增生导致了排尿相关的症状，则为前列腺增生症。

前列腺增生症

一般患者会出现排尿困难、尿线变细、排尿等待、排尿分叉等症状，我们称为排尿期症状。如果膀胱排尿时长期处于压力增高的状态，膀胱壁就会缺血，膀胱储尿功能就会逐渐受损，膀胱逼尿肌就会处于不稳定状态，敏感性增高，最终出现尿频、尿急等症状，我们称为储尿期症状。此时膀胱会出现很多的小梁或者憩室，就好比轮胎长期压力很高，橡胶就会老化鼓包一样。

说到这里，你会疑惑，前列腺增生也会造成尿频、尿急，那岂不是和前列腺炎的症状差不多？确实，下尿路的症状不典型，但是要明确一点，前列腺增生症发生年龄一般都在 50 岁以上，而前列腺炎以 20～40 岁的青年人发病居多。

前列腺增生症如果没有及时得到有效的治疗，前列腺体积继续增大，膀胱梗阻持续加重，会引起一系列的并发症，导致严重后果。比如急性尿潴留，特别容易在疲劳、饮酒、便秘、久坐或者天气变化之后突然发生，患者往往出现无法排尿、膀胱胀满、下腹部剧痛，这时候需要进行导尿才可以缓解。长期尿路梗阻，尿液排出不通畅，还容易导致反复的泌尿生殖系统感染，比如膀胱炎、附睾炎等，甚至会形成膀胱结石。

此外，前列腺增生，前列腺表面血管也不断增生，导致黏膜充血，容易引起小血管破裂，反复血尿；长期排尿困难，患者需要增高腹压排尿，容易引起腹部沟疝、痔疮等疾病。

那么遇到前列腺增生如何处理呢？首先是靠药物治疗，比如用于舒张膀胱颈口和前列腺的平滑肌、促进排尿通畅的 α 受体阻滞剂；用于延缓前列腺增生的 5α-还原酶抑制剂，该药物能抑制睾酮转变为双氢睾酮，而双氢睾酮可以促进前列腺生长；也可以使用 M 受体阻滞剂，抑制膀胱过度收缩，减少尿频等症状。当然，还可以利用手术切除增生腺体，解除梗阻。

所以，男同胞们不要因为前列腺肥大就过度脑补，担心自己得了前列腺炎，在不确定的情况下，切忌胡思乱想，而是应该及时就医，谨遵医嘱。

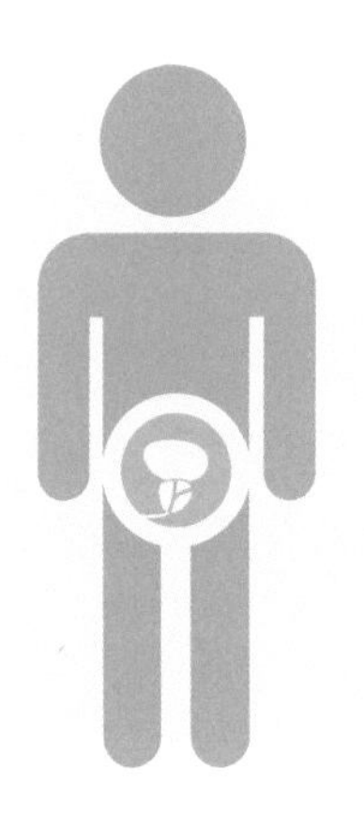

体检篇

中老年男性身体不舒服，去医院该检查什么项目？

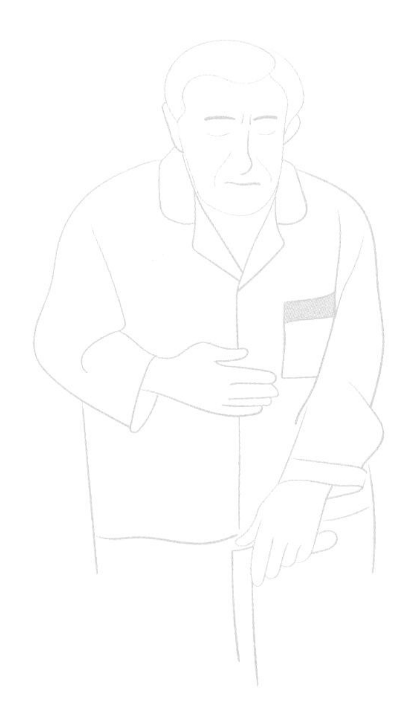

经常有患者说："家里老人得了肠癌，自己是独生子女又不知道该怎么照顾老人，心里很难过。""我是90后，爷爷得了阿尔茨海默病，外公又是卒中患者，每每到了发现的时候才知道已经病得如此之重。"

很多父母得了重病就像是压垮一个家庭的"最后一根稻草"，甚至有的老人得了癌症瞒了家里小孩两年。诸如此类的问题，我每天都会遇到，每次看到这样的消息，心里不免同大家一样感到难过。

如果当初我们早些发现，是不是就不会浪费那么多宝贵的时间？如果当初能够在感觉不舒服的时候就及时就诊，是不是现在的结果就会不一样？

所以，建议每一位老年人，在发现身体不舒服的时候，就要及时来医院做检查，别等到事情不可挽回了，才后悔当初没有及时治疗。

那么，如果感觉身体不舒服，应该去医院检查什么项目呢？

1. 消化内科

消化内科主要研究胃部、大小肠、肝胆、胰腺等疾病，如果你存在胃痛、胃酸、胃肠胀气、消化不良、呕吐、便秘、腹泻、腹痛、吞咽困难、便血、食欲不振、黄疸等症状，就可以去消化内科检查一下。

2. 心血管内科

心血管内科又称为心脏血管科，除了治疗心脏相关的疾病之外，还治疗与高血压相关的疾病。所以如果你感到心悸、心律失常、胸闷气短、血压过高或过低、早搏等，都可以去心血管内科检查。

3. 肾内科

肾脏是一个非常重要的器官。当肾脏出现病变后，会对人体产生一系列负面影响，比如关节痛风、尿酸高、高血压、心力衰竭等，如果严重的话，还可能发展成尿毒症。所以一定要重视肾脏的健康。

如果老人出现尿色异常、尿量异常、尿常规检查异常等就需要去肾内科检查。更严重的情况，比如出现血尿、水肿、肾区不适、尿频、尿急、尿痛等也要及时去肾内科进行检查。

4. 内分泌科

内分泌科主管代谢类相关的疾病，老年人常见的糖尿病、高尿酸血症等疾病，都由内分泌科负责治疗。

5. 呼吸内科

常见的肺部疾病都归呼吸内科管，像老年人容易患的肺炎、慢性支气管炎等疾病都由呼吸内科负责。

6. 肿瘤科

肿瘤科的主要任务就是诊疗肿瘤，有的医院还会更细化，将肿瘤科分为肿瘤内科和肿瘤外科，肿瘤内科主要是针对各种良性、恶性肿瘤的内科治疗，例如化疗；肿瘤外科主要针对肿瘤的

小知识

中老年男性身体不舒服去医院该检查什么项目

1. 消化内科
2. 心血管内科
3. 肾内科
4. 内分泌科
5. 呼吸内科
6. 肿瘤科
7. 普外科
8. 心胸外科
9. 骨科
10. 泌尿外科

手术治疗。

7. 普外科

普外科是外科系统最大的专科，主要是以手术为主要方法治疗胃肠、肝脏、胰腺、胆道、肛肠、血管、甲状腺和乳房的肿瘤及外伤等其他疾病的临床学科。

假如出现腹痛、腹胀、腹部有肿块、粪便颜色异常、全身体表肿块等，都可以到普外科就诊。

8. 心胸外科

心胸外科是一个古老的学科，包含心脏外科和胸外科，假如出现肋骨骨折、咯血、胸部肿瘤、肋间神经痛、食管疾病和肿瘤、纵隔肿瘤等，都可以去心胸外科检查。

9. 骨科

骨科是各大医院最常见的科室之一，老年人常见的腰酸背痛、关节疼痛、颈椎病、骨外伤、四肢疾病、骨骼炎症、肿瘤、畸形等病变，都可以来骨科咨询治疗。

10. 泌尿外科

中老年人常会有泌尿系统方面的问题，所有有关肾、膀胱、输尿管、外生殖器畸形或损伤、结石、肿瘤、男性不育症、性功能障碍等疾病，都在治疗范畴之内。

想做全身体检，该查哪些项目呢？

如果我们想要做一个全身体检，应该查哪些项目呢？

主要检查项目包括：胸片、血常规、血生化、心电图，脾脏、肝脏、胰腺、胆囊B超，泌尿生殖系统检查，包括前列腺。

其次就是辅助检查：影像学检查，比如头部 CT、肺部 CT，以及颈椎、腰椎的核磁共振检查，脑部血管成像等。

此外，我们还需要关注专科检查：

（1）肿瘤标志物：人的年龄越大，身体抵御疾病的能力越弱，免疫力越差，发生癌症的可能性也就越大。对于 50 岁以上的人群，心血管疾病和肿瘤是导致死亡的主要原因，因此，增加必要的肿瘤筛查很重要。

（2）骨密度：现在电视上、广告里到处都是老人需要多补钙的广告，这其实也说明了骨头的重要性，骨密度就是骨骼矿物质密度，是判断骨骼强度的重要依据。老年人查一下是非常有必要的。

（3）胃肠镜：很多人都害怕做胃镜和肠镜，其实不用害怕，现在的医疗手段已经可以做到无痛了，并且早期胃肠道病变大多无自觉症状。为预防癌症，临床上建议 40 岁以上男性，尤其有肿瘤家族史者进行胃肠镜检查，尽量做到早发现、早治疗。

中老年人常见的疾病还有高血压、冠心病、糖尿病、慢性阻塞性肺疾病、骨质疏松症、失眠等，如果已经存在了这些疾病，那更要注意做相关的检查。

这里我们来说说慢性阻塞性肺疾病，很多人不了解这种疾病，其实这个疾病通过肺功能检查就可以确诊，同时也可以明确疾病严重程度。此外，血常规、心电图、胸部 X 线以及胸部 CT 检查也是有必要的。

针对骨质疏松症的检查项目有很多，诸如体格检查、骨密度检查、影像学检查及必要的血液生化检查等。也可以进行骨折筛查如 X 线检查，或骨转换标志物检查等，其中，最为权威的检查为双能 X 线检查。

还有一个容易被忽略的疾病就是老年人失眠。老年人失眠很有可能是因为甲状腺出现了问题，比如甲亢。也可以做颅脑磁共振检查，因为有的肿瘤，比如松果体附近的肿瘤也会导致失眠。

此外，还需要关注男科检查，这里给大家总结了一些男性应该增加的体检项目。

（1）前列腺检查：主要是用于排查是否存在前列腺癌。

（2）神经量表评分测定：检查有没有焦虑或者抑郁的情况，因为老年人的焦虑与抑郁难以发现，往往会以失眠的症状表现出来。

家中的老年人，似乎已经被这个飞速发展的社会遗忘了，我们在异地打拼，父母们在老家，他们不知道怎么视频，怎么用手机支付。看着我们奔波于两个城市之间的时候，也只是说一句：

“太辛苦，就别来回奔波了，我们都挺好的。”

其实他们的辛酸和苦累，都藏在了期盼我们回家的眼神里，而这个眼神却无法通过电话告诉我们，只是通宵失眠，艰难地熬过一个个夜晚。

所以关注他们的健康吧，从前他们陪我们长大，现在，需要我们陪他们变老了。

体检出这几种病不用怕，别自己吓自己

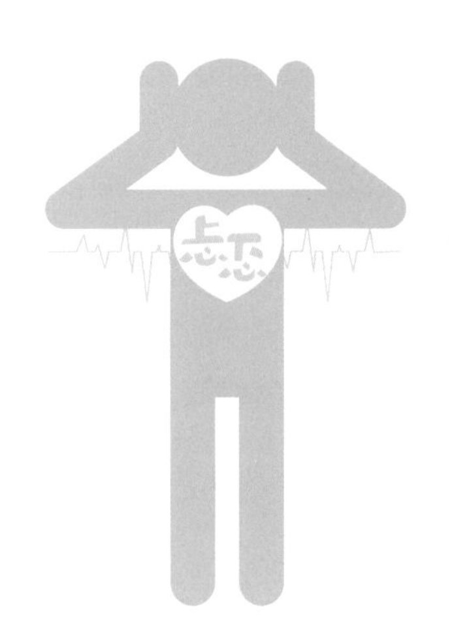

每年一度的体检季，都堪比高考的查分现场。

那一张小小的体检单，就好比宣判你考上与否（安全与否）的成绩单。没看之前，你惴惴不安，生怕上面出现什么"癌""肿瘤"这类充满危机感的字眼。打开之后，你心里还是唱着《忐忑》，这些"结节""胆囊息肉"之类的专有名词都是什么呀？看着如此吓人，是不是需要立马去医院抢救？

稳住！可别被这些个小东西吓到了，有些时候，体检查出的一些病根本不用治，定期复查就可以，别自己吓自己。

接下来，我们就来看看体检出哪些病，你可以把心放回肚子里。

1. 甲状腺结节，95%是良性的

作为体检的常客之一，很多人一看到"甲状腺结节"心里就七上八下：这是什么病？会不会变成"甲状腺癌"啊？

别急！我们来揭秘一下这个"虚有其表"的疾病。

甲状腺结节，也就是甲状腺组织出现的异常肿块或团状物，可以是一个也可以是多个，通常是由甲状腺细胞异常增生导致的。一般起病的时候比较隐秘，也没啥症状，不会给人带来痛苦，也不会影响甲状腺的正常功能，因此很容易被人们忽视。

虽然甲状腺结节有良性、恶性之分，但95%的甲状腺结节都是"相对友好"的，即良性的，因此你不需要过于紧张。直径小于1厘米的"甲状腺结节"

就更不需要担心了，一般不会对身体造成什么影响，如果身体功能各方面正常的话，也可以省去进一步的检查和治疗。当然，如果你比较担心的话，也可以去做个简单的检查，以求心安。不过总的来说，咱们还是需要注意生活起居，因为虽然甲状腺结节没有明确诱因，但研究表示，不良的生活习惯，如熬夜、饮食不规律等是导致这个病出现的诱因。

所以，在平时我们要尽可能做到饮食均衡化，确保摄入适够的碘元素，同时最好戒烟戒酒，少吃生冷食物。此外，还要勤加锻炼，提高身体素质，保证充足的睡眠和放松心情，这样可以拥有更强壮的体魄，也有助于促进内分泌的稳定，更好地预防甲状腺结节的发生。

那么甲状腺结节会变成癌症吗？这是很多人都关心的问题。事实上，根据临床检测甲状腺结节的数据可以发现，恶性的结节只占很小的概率，更不用说其会恶化成“甲状腺癌”了！

另外，就算不幸得了甲状腺癌，也不用过度忧虑，因为大多数甲状腺癌都是很“听话”的，属于恶性肿瘤中的“乖学生”。这是因为甲状腺癌不会像其他恶性肿瘤一样，会在短短几个月间快速增殖和变大，而是生长缓慢、相对稳定，可以在人体内潜伏几年到几十年不等。致死率低、潜伏期长、预后效果好这些特点，使甲状腺癌在医学界有“好癌”之称。甚至一些低危险组的甲状腺癌患者，即使不通过手术，仅靠长期观察也能治愈。所以大家不要看到“甲状腺结节”就六神无主啦！

2. 胆囊息肉，如果小于 1 cm，定期检查就可以

胆囊是一个帮助我们身体消化的“口袋”状组织，它将肝脏分泌的胆汁浓缩、储存起来，在进食后的食物刺激下，胆囊会出现收缩，将胆汁排放到肠道，从而帮助我们消化。而如果这个“口袋”出现病变，比如内壁长出一些肉状突起，那么就形成胆囊息肉了。胆囊息肉全称是“胆囊息肉样病变”，一般很少出现明显的症状，所以通常都是在体检时发现，不过有时候，部分患者会出现右上腹轻微疼痛的症状。

那么胆囊息肉危险吗？从病理学的角度来说，胆囊息肉样病变主要包括

胆囊息肉和胆囊腺瘤两种，前者是良性肿块，也就是非肿瘤性息肉，比如胆固醇息肉、炎性息肉等；而后者有良性，也有恶性，既有非肿瘤性息肉，也有肿瘤性息肉，甚至还会恶化成胆囊癌，危险度更高。但也不必担心，因为临床上胆囊息肉还是以良性为主。

并且，在胆囊息肉样病变的数据中，几乎95%以上都属于胆固醇息肉，也就是良性的息肉。什么是胆固醇息肉呢？它是由于胆汁中的胆固醇含量太高、过度饱和后，沉积成结晶并附着在黏膜上造成的病变，多是由于患者长期进食一些高胆固醇、高脂肪类的食物造成的。所以要想改善这点，患者需要远离这类食品，在生活中，不吃或少吃蛋黄、肥肉、动物内脏、海鲜等食物。此外，尽量选择少油、水煮、清蒸等烹饪方式，即使用油，也要选择植物类的食用油，不要吃高脂肪的动物油。

在生活中，也要避免抽烟、喝酒，保持规律的生活作息，不熬夜，保证充足的睡眠，按时吃早饭。经常不吃早餐，会刺激胆囊，使胆汁的浓度变高，从而导致胆囊息肉的发生。所以大家一定要注意这方面的防护。

息肉直径大小可以作为参考。如果你没什么症状，且息肉直径小于1 cm，就不需过多担心，定期检查就可以。但如果是直径大于1 cm或直径大于5 mm且进行性增大的胆囊单发息肉就需要进行手术治疗了。另外要注意年龄大于50岁，或合并胆囊结石者，息肉癌变概率会增大，需要及时进行手术治疗。

总的来说，胆囊息肉是个可防可控的病，我们可以通过保持好心态，在日常生活中做好预防即可。

3. 浅表性胃炎，不用治疗，按时吃饭就可以了

不知道大家有没有发现，越来越多的人都有胃部疾病，其中最常见的就是胃炎，在医院接受胃镜检查的患者，有80%以上都被诊断出“慢性浅表性胃炎”。这其实和当前快速的生活节奏、不规律的饮食作息分不开，那么这么高发的一个疾病，到底严不严重呢？

慢性浅表性胃炎是最常见的消化系统疾病之一，发病期间患者主要会有烧心、反酸、食欲不振、胃痛、胃胀等临床症状。但专家表示，慢性浅表性胃炎

其实并不严重，它主要是由于患者生活习惯不规律，比如爱吃垃圾食品、喜欢抽烟喝酒、喜欢喝浓茶咖啡等原因导致的，但大部分浅表性胃炎都属于非溃疡性消化不良或功能性消化不良，并不是胃黏膜真的有了慢性炎症，所以不必过分担心，甚至如果症状不严重，只出现饭后消化不良或者饱胀，也可以不治疗，稍微调理一下饮食或吃点多酶片、抗生素、多种益生菌就可以改善。

而且慢性浅表性胃炎不会直接发展为胃癌。所以大家对浅表性胃炎并不需要太过担心。但有一种情况需要注意，就是当慢性浅表性胃炎是由幽门螺杆菌感染导致时，要进行根除幽门螺杆菌的治疗，因为幽门螺杆菌可能会促进胃黏膜的萎缩，增加胃癌的发生率。

4. 颈动脉斑块，狭窄小于 50%，不需要处理

很多中老年人进行健康检查时，很容易得到“颈动脉内中膜增厚”“颈动脉斑块”“颈动脉硬化”“颈动脉狭窄”这类的诊断。由于不知道“颈动脉斑块”到底是什么？于是就去上网查。结果不查不知道，一查吓一跳：颈动脉斑块脱落后会发生中风？这可让很多朋友为此忧心如焚，不知道该怎么办。其实大可不必慌张，颈动脉斑块其实是每个人都会长的斑块，而且十分高发。

有关数据显示，我国 45 岁以上的人群动脉斑块检出率是 80%，而 60 岁以上的人群中无颈动脉斑块的几乎没有。所以这可以算是一种很常见的病。

为何“颈动脉斑块”这么高发？它究竟是怎么形成的呢？

血管斑块

我们的血管就好像水壶，血液就像水壶中的水，水壶壁就好比我们的血管壁，就像水壶壁上的水垢一样，血管里的血液，因为旷日持久地循环、流动，难免会在血管壁上沉积一些“血垢”，这些污垢都含有脂质成分，也就是我们说的“血管斑块”。

这些斑块的产生会堵塞我们的血管腔，降低血液循环的通畅度，严重时还会使患者出现头晕、恶心等临床症状。但其实如果斑块比较狭窄，狭窄小于50%的话，一般不需要进行特殊处理。因为如果斑块不是很大，并且没有导致管腔阻塞或严重狭窄，一般不会对我们的健康造成实质性伤害。而且随着年龄的增长，我们的血管也会“老化”，各方面功能会减弱，大部分人都会出现颈动脉斑块，所以大家也不要看到“颈动脉斑块”就警铃大作，有的时候这是老化的正常现象。

遇到颈动脉斑块该怎么办呢？

只需要从生活干预的角度加以处理，就可以改善斑块情况，阻止其继续变大、增多。如果治疗措施得当，一些人的斑块甚至还会缩小。

比如在生活中要注意这几点：

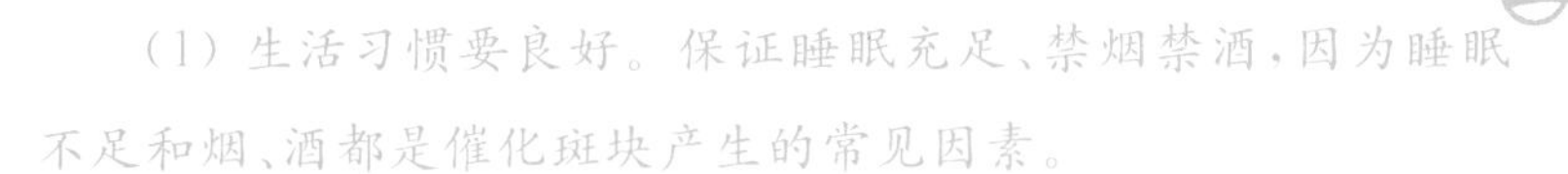

（1）生活习惯要良好。保证睡眠充足、禁烟禁酒，因为睡眠不足和烟、酒都是催化斑块产生的常见因素。

（2）饮食清淡，切忌“三高”食物。高盐、高糖、高油、高脂类食物会影响我们血糖、胰岛素的水平，导致更多的油脂析出、沉淀在血管壁上，这会加速血管的病变，提高动脉硬化的概率。

（3）保持体重。体重超标、高体脂的人群更容易出现动脉硬化，而动脉硬化会加速血管病变，提高卒中、心肌梗死等疾病的发生概率。

（4）不要久坐。长期不锻炼、少动久坐的人，消耗的能量少，他们血液循环的速度相对比较缓慢，所以血流动力学状态变差，心肌收缩乏力，长此以往，容易导致动脉硬化、冠心病的产生。

所以，我们一定要在生活中养成良好的习惯，不然一个细微的习惯都有可能催化斑块的生成、增大。

最后，如果有冠心病和脑梗死病史，颈动脉或下肢动脉狭窄超过50%的患者，还有颈动脉狭窄程度虽然小于50%，但年龄超过40岁，伴有糖尿病、高血压、高胆固醇血症、肥胖、有早发心血管病家族史等特点的患者需要格外注意，如果不加强防控，确实有可能导致卒中，发生冠心病、心肌梗死、脑卒中的风险会大大增加。

5. 脂肪肝，减肥就可以了

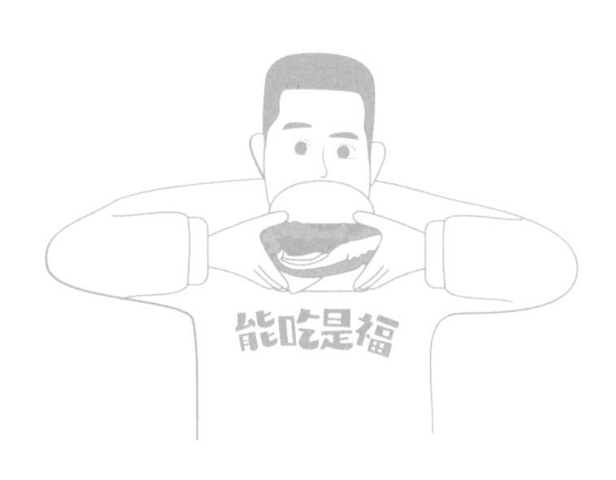

2019年《柳叶刀》统计的数据显示，我国脂肪肝的发病率为29%。也就是说每10个人中就有3个人患有这种疾病。那么脂肪肝是什么？要紧吗？

脂肪肝是指由于各种原因引起的肝细胞内脂肪堆积过多的疾病，虽然脂肪肝是仅次于病毒性肝炎的第二大肝病，并且已被公认为隐蔽性肝硬化的常见原因，但一般而言，脂肪肝属于可逆性疾病，早期诊断并及时治疗，患者就可以恢复正常。

怎么治呢？一个字，就是注意“吃”！业界常说脂肪肝是吃出来的，事实也的确如此，肥胖是造成脂肪肝的危险因素，肥胖的人体内囤积了大量的脂肪，也就自然而然增加了脂肪肝的合成率。

《胃肠病学》杂志发布的一项研究表明，要是脂肪肝患者能把体重减轻5%，一半以上患者的症状能够得到明显的缓解，要是把体重减轻到10%以上，就有90%的概率缓解脂肪肝的症状，且有45%的概率能把已经纤维化的脂肪肝逆转过来。

所以患有脂肪肝的人要特别注意饮食的合理性，注意不要经常吃甜食、油炸食物、高脂肪的肉类等热量很高的食物。但也不要为了减肥过分偏食，长期只吃蔬菜、蛋奶等轻食，会导致蛋白质匮乏、营养不良，进而引发脂蛋白合成的降低，这样肝脏分解甘油三酯的能力也会随之下降，从而造成大量的脂肪囤积在肝脏内，也会形成脂肪肝。

所以减肥最重要的是饮食均衡，按自身需求减少食物摄入量的同时，注意多加锻炼。

6. 肝囊肿，对身体基本没有危害

“肝囊肿”作为体检报告中的“老顾客”，常常把人吓得一愣一愣的。很多人体检出了“肝囊肿”就以为自己离肝癌不远了，为此焦心不已。其实大可不必。“肝囊肿”就是肝脏里面长了些小水泡，这些水泡的数量可能是单个存在的，也可能是多个存在的，体积大小不一。肝囊肿大多数都是由于先天性因素导致的，比如胚胎时期胆管发育异常，孩子出生后就可能会有肝囊肿。所以业界也常常戏称肝囊肿是一种“娘胎里带来的病”。而小部分肝囊肿是由创伤和炎症导致的。

并且，肝囊肿往往也没什么明显的症状，很多人都是在体检的时候发现的，有些人甚至一辈子都不会发现。那么肝囊肿和肝癌到底有没有关系呢？

其实这两者没有什么直接关系，肝囊肿属于良性肿瘤。很多人看到囊肿就联想到癌，是把它与恶性肿瘤混淆了。

因此，在体检检查出肝脏有囊状物后，要先确诊它到底是囊肿还是恶性肿瘤，咱们可以到正规医院做进一步检查，通过B超或者增强CT和MRI（核磁共振成像）来帮助确诊。此外，还可以定期做一些肿瘤指标（AFP等）的筛查，如果依然不能确诊，则可能要进行肝穿刺检查。

如果确诊是肝囊肿的话，你就可以先把心放回肚子里了。因为专家指出，体检查出肝囊肿，不必过多担心。绝大部分肝囊肿不需要特别的治疗，只需要定期检查观察即可，别说手术治疗了，可能药物治疗都用不上。所以发现肝囊肿不用吃药，就算吃药，肝囊肿也不会变小。如果出现肚子疼、发烧等症状才会考虑通过吃药来缓解这些症状。

一般来说，体检发现的肝囊肿基本都是先天的，囊肿小的，例如直径小于5 cm的，可以每年复查一次彩超。但如果囊肿比较大的话，就可能要考虑手术

了。其中包括以下几种情况：

（1）囊肿直径＞8.0 cm 并有临床症状，如囊肿合并出血、感染的患者。

（2）囊肿无法与肝胆管腺瘤鉴别的患者。

（3）多囊肝病导致门脉高压及功能损害的患者。

如果是以上这些情况，患者就需要考虑手术，并且最好是半年到一年复查一次为妥。

所以大家不要一看到体检报告上的一些病就惴惴不安了，如果你体检出以上疾病，大部分情况下是不需要治疗的，适当地做好生活管理就可以缓解。不过要申明的是，由于个人身体素质和健康程度的差异，具体情况还是要因人而异，大家可以咨询医生、定期体检，随时监测身体变化。

体检如何才能不踩坑？

该怎么选择体检项目呢？我想这应该是很多人体检之前的疑惑。

随着现代生活水平的提高，大家的健康意识也在提升，体检已经成了很多年轻人的"生活标配"。但当我们兴致勃勃地打开某体检中心的官网时，却被五花八门的推荐套餐搞得眼花缭乱。它们价格不等，少则几百元，多则成千甚至上万元。

太便宜的体检，怕体检不到位，可贵的体检，又真的有必要吗？确实有些体检项目只是商家营销起来的"敛财"工具，你糊里糊涂跟风做了，可能就是"冤大头"了。

体检行业在快速壮大的同时，背后却是各种秩序乱象。所以接下来我们就来盘点一下那些堪比"骗钱"的体检项目。

1. 一滴血查出十几种癌症

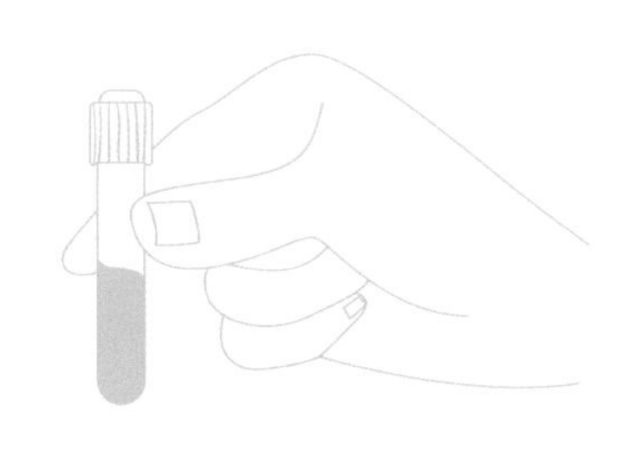

仅需一滴血，就能筛查出十几种癌症？竟有这种好事？前几年，市面上很多体检机构抓住人们"健康焦虑"的心理，大肆宣扬"一滴血查癌"的体检项目，宣称只需要采集一滴受检者的指尖血，就能检测出患者是否有肿瘤细胞，这样就能帮助他们在癌症早期就采取及时的治疗措施，预防或延缓癌症的发生。

不仅如此，他们还宣称这种方法采用的是拥有高级检测技术的基因测序项目，使用的仪器和试剂能保证99.99%的检出率。那么这种体检项目到底靠不靠谱呢？真的有这么高的基因检出率吗？

注意，只要有体检机构这样说，大概率就是诈骗啦，国家卫生健康委也早已经叫停这种体检方式了。原因就是因为与"滴血查癌"相关的试剂、仪器设备比如基因测序仪等在国内都是不满足使用条件的，也就是说它们未达到国家对医疗器械的审批标准。如果一旦在市场上发现这类检测项目，均属于违法行为。所以先不管它们是否能实现“查癌”的目的，首先它们连法律标准都不满足。

一滴血到底能不能查癌呢?

肯定是不能的，这个项目的医学原理还面临着许多悬而未决的问题。实际上“一滴血查癌”查的是肿瘤标志物，而不是所谓的“癌细胞”。肿瘤标志物顾名思义就是由肿瘤细胞产生，或机体受到肿瘤细胞刺激而释放的一种特异性物质。它们的产生往往代表着肿瘤的发生，而我们的血液就有肿瘤标志物的存在，所以临床上常用肿瘤标志物来检查患者是否有肿瘤，比如肝癌的肿瘤标志物是 AFP，乳腺癌是 CA15-3等。

但测出肿瘤标志物就代表有癌症吗？并非如此。专家表示，肿瘤标志物虽然的确可以用来监测肿瘤，对肿瘤的治疗和预后也有一定程度的指示作用，但癌症的诊断需要综合多方面情况来判断，比如患者的病史、临床症状等，孤立地把“肿瘤标志物”作为癌症或肿瘤的诊断，误诊率比较高，是一种武断行为。这是因为，这些肿瘤标志物只能在一定程度上代表肿瘤的发生和发展，但并不是这些值升高了，就意味着得癌了。迄今为止，全球还没有一个肿瘤标志物能百分之百地确诊肿瘤。一些健康的组织、身体局部的炎症反应，或者是良性的肿瘤，也都能被检测出肿瘤标志物升高。所以，单独用血液测肿瘤标志物来确认患癌与否太不严谨了。目前临床上各种癌症筛查都是借助血液的筛查、细胞学检测、影像学检查、有创伤的组织活检等手段来综合筛查的。

此外，早期癌症通常不会存在较多的细胞凋亡、血管增生，它们通常局限在很小的上皮组织内，因此不会释放很多相关的分子标志物或基因片段。而指尖采血的血量一般只含有极其微量的肿瘤信息,如果持续地对这部分微量信息进行放大,将这部分基因片段不断扩序,其实是很容易产生误差的,毕竟就算是正常细胞释放进入血液的基因片段也有检出误差。

就算检测结果是阳性,也很难确定是不是真的是癌,来自哪个部位,怎么去干预。因此,这个项目误差大,让受检人白花冤枉钱不说,还容易给人造成恐慌情绪。所以大家在选购体检项目时,一定要慎重选择,这里建议如果你觉得自己属于癌症高发人群,还是去正规医院,根据医生的建议进行针对性更强的癌症筛查比较好。

2. 前列腺彩超查前列腺癌

彩超是一种声像图检查方式,也是临床上医生常用的辅助诊断方法,它就像医生的眼睛,能够帮助医生分析诊断疾病,并且对疾病的进展情况进行安全有效的观察和判定。

然而在日常生活中,有些无良机构却会夸大它的作用。例如,很多40岁以上的男同胞在体检时,往往会被无良机构忽悠去做一个额外的项目"前列腺彩超"。他们声称做了前列腺彩超,就可以检查出你有没有前列腺癌了。

前列腺彩超是什么?

前列腺彩超其实就是通过彩色超声仪器来检查、观察受检人的前列腺情况,比如前列腺大小、形态、结构、内部回声等情况,从而根据这些信息,判断受检人有无前列腺增大、囊肿、结石、恶性病变等情况。

在做这个检查前,男同胞需要通过喝水憋尿的方式,让膀胱充盈起来,这样才能使医生更清楚地看到患者的彩超影像,从而更好地筛查患者前列腺的健康状况。如果不憋尿,就会增大检出的错误率。

但这种方法其实是检查不出早期前列腺癌的，更别说确诊前列腺癌了。无论前列腺癌症、前列腺结节、前列腺炎，还是前列腺增生，它们在彩超上显现的影像是一样的，也就是说彩超或B超可以检测出患者前列腺的健康状况，但是无法鉴别患者属于哪一类前列腺疾病。

如果你真想检查自己是否患有前列腺癌，核磁共振成像应该是首选的方法。之后就是PSA检查，即前列腺特异性抗原检查，是血清学的检查指标，此检查可以较敏感、方便地判断前列腺是否有病变，比如PSA升高，就需要警惕前列腺癌风险了，要继续进行深入的检查。

所以，中老年男性要筛查前列腺时，可以采用这种方法，不仅价格低廉，还能排除假阳性问题。

3. 用X线片查早期肺癌

你们知道吗，X线片查早期肺癌，简直就是“假装防癌”。

很多体检机构会给受检人推荐“X线片查肺癌”的项目，宣称只要照一照，就能看出你是否患有肺癌了。但其实用X线是很难检测出早期肺癌的，这也是很多人明明做过肺癌方面的体检，还是会患上肺癌的原因。

什么是X线检查？

X线检查是放射科常用的检查项目，一般是通过拍摄胸、腹部、脊椎、四肢、骨骼的平片，以此来对一些疾病进行筛查，对于一些比较明显的疾病，可以直接诊断。但X线胸片有它的局限性，X线片只能照到肺的某个截面，如果把肺比作一个正方体，X线片只能被照出正方体体表的一个平面，想要看到这个正方体里面有什么，就需要用到CT了。

此外，心脏、纵横分布的血管也可能和病灶重叠，所以位于肋骨边缘、心脏后方、左侧肺门等隐秘位置的结节，或者比较小的肺结节，是很难通过拍胸正侧位X线平片检查出来的。

这个时候就需要依赖CT等其他影像学检查的辅助了。高清CT检测肺癌，分辨率更高，肺癌肿瘤的大小即使只有1 cm，甚至0.8 cm都可以被查出。

即使用X线片检测出肺癌了，也只是那些肿瘤组织比较明显、体积比较大的肺癌。在这时候检测出来肺癌，大概率已经处于晚期了，可以说为时已晚。

所以，X线片对早期肺癌的误诊率比较大。拍正位胸片时，肺部、心脏、纵隔等部位重合在一起，很难看清早期肺癌的病灶。

那么有没有什么高效率的筛查早期肺癌的方法呢？

目前，现代医学认证的比较高效的早期肺癌筛查方法是“低剂量螺旋CT”，其对于肺癌的检测有着高灵敏度的反映。它是临床上使用频率比较高的一种CT检查类型，是在普通CT扫描基础上，减弱扫描参数而进行的一种检查方式。当然，也正是因为优化了一系列参数，相比于普通CT，它对人体的辐射量也比较低，所以，对射线比较敏感的人群可以选用低剂量螺旋CT进行检查。

多久筛查一次肺癌呢？这也是有说法的，如果你是肺癌高危人群的话，比如有肺癌家族病史，或者年龄超过50岁又伴有一些肺部基础疾病，那么建议每年进行一次肺部低剂量螺旋CT检查；如果年龄超过了35岁，可以每两年进行一次肺部低剂量螺旋CT检查。

不过要强调的是，由于低剂量螺旋CT减少了射线的剂量，所以相对应地也减弱了对组织的穿透能力，因此它病灶的显示力是低于普通CT的，所以，如果想进一步明确诊断自己是否有肺癌，可以做一个普通的CT，这样更保险。

4. 化验指标查胃癌

胃癌是发源于胃黏膜的恶性肿瘤。据统计，胃癌是全世界范围内第三大常见肿瘤，我国胃癌的发病率和死亡率在恶性肿瘤中也都能排到第二位。

随着人们健康意识的提高，胃部体检已经成为体检项目中的标配了。但为什么年年都做胃部检查，却还是得了胃癌？并且一查出来就到了晚期？

那是因为很多体检机构推荐的胃癌筛查项目并不靠谱，很多都是“假体检”。常规的体检套餐中都是比较基础的体检项目，针对性也不够，一般很难查出早期癌症，尤其是像胃癌这种消化道肿瘤，更是不可能。

一些体检机构经常向顾客推荐“实验室化验指标查胃癌”，其漏诊率也很高。实验室化验指标中的血红蛋白、血细胞压积、胃液情况、大便潜血等多个项目，是观测胃部健康状况的常用指标。虽然这些项目确实能在胃部的检测和诊断中给予一定的指示作用，但并不能把它作为诊断胃癌的“金标准”。实验室化验指标可以起到一定的初筛作用，但如果仅以此作为胃癌的筛查，精准度还远远不够。

诊断胃癌的“金标准”

目前诊断胃癌的“金标准”还是胃镜及其活检，它精确度很高，是业界公认的筛查并确诊胃癌的首选，能全方位、直观清晰地观察整个胃黏膜的状态，帮助医生了解并掌握早期胃癌的黏膜特征，发现局部黏膜颜色、表面结构改变等风险病灶。但因为检查过程痛苦、难受且价格高，让很多人望而却步。

所以，首先可以先用非侵入性诊断方法将胃癌高风险人群筛选出来，再针对这部分人群，进行有针对性的内镜检查，以增加胃部检查的准确度。这里来科普一下胃镜的种类。

（1）普通胃镜：这是体验感最痛苦的一种胃镜种类，比较传统，常常会让受检人产生恶心、腹痛、呕吐等不适感，因为需要“插管子”。医生会将一根直径约 1 cm、细细长长的管子，由受检人嘴中，经由食管、胃这个路径，伸入患者的十二指肠部位进行检查。在管子的前端会装有高清的摄像头，方便医生直观、清晰地查看受检人的胃黏膜状态。

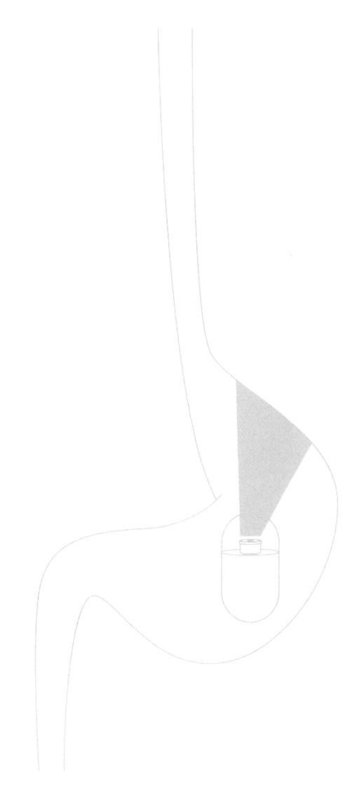

(2)无痛胃镜:无痛胃镜是让受检者在麻醉的状态下完成检查和取活检,不会让患者感到过多不适,是对普通胃镜的一种改良,方便那些身体敏感度比较高、对外部侵入排斥比较严重的人,对于我们普通大众来说,是一种很"友好的"胃癌筛查方式。

(3)磁控胶囊胃镜筛查:胶囊内镜主要是将摄像头制造成一种像胶囊一样的小机器人,让受检者吞下去以后进行操作的一种方式。吞下去的胶囊内镜可以在患者的消化道内边"游走"边摄像,方便医生进行胃部的检查和图像分析。其优势就是全程无痛苦,便捷,无创且能避免交叉感染,诊断准确度也比较高,适用于那些对疼痛敏感度比较高的人群。缺点就是不能取活检组织,这样就存在检查盲区,会增加漏诊率,并且价格也比较昂贵,性价比不高。

以上就是常用的用于筛查胃癌的内镜方式,都是可以提高早期胃癌检出率的手段,大家可以根据自己的需求来选择。

最后讲一讲做胃镜前的注意事项,以免大家白跑一趟。

(1)检查前至少6小时,患者不能进食任何东西;检查前至少2小时,患者就要禁止饮水了,否则会影响检查结果。有梗阻或不全梗阻症状的患者还要延长禁食、禁水的时间,最好做好洗胃的准备。

(2)因为胃镜带来的痛苦感,很多人都对胃镜检查有所抗拒,所以医生可以给予患者一定的心理安慰,尤其是做传统胃镜的患者,必要时医生可以进行患教,帮助他们减轻对胃镜检查的恐惧感,劝导他们保持呼吸的频率,尽量平静,不要吞咽口水,这样可以减少一些恶心反应。

(3)检查前10分钟给予患者口服祛黏液剂和祛泡剂。祛黏液剂可以溶解、祛除胃部的黏液,使得胃镜视野更清晰,避免胃部微小病灶的漏诊,而祛泡剂也是同样的作用,通过消解胃部的泡沫来使胃镜视野更清晰。

(4) 检查前 5 分钟使用局部麻醉。可以让患者含服 1%盐酸达克罗宁胶浆或 1%利多卡因胶浆 5～10 ml，或咽部喷雾麻醉。但要注意孕妇禁用。

(5) 条件允许的话，可以选择无痛胃镜，可以对患者使用静脉镇静或麻醉。

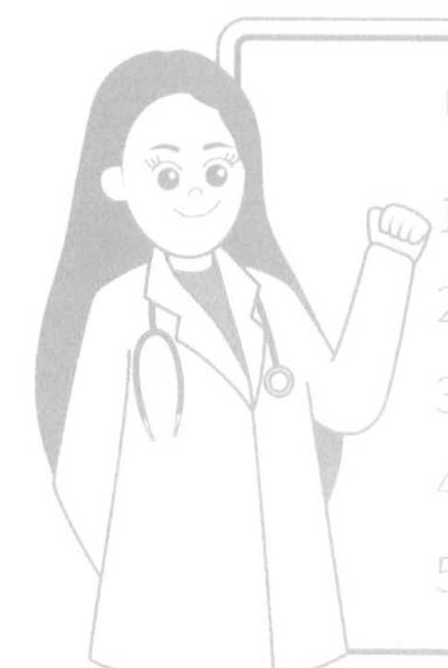

胃镜前的注意事项

1.检查前至少6小时患者不能食入任何东西

2.提前做好心理安慰

3.检查前10分钟给予患者口服祛黏液剂和祛泡剂

4.检查前5分钟使用局部麻醉

5.条件允许的话可以选择无痛胃镜

此外，由于胃镜属于侵入性检查，做一次费用高不说，带给人的痛苦也很大，所以专家建议，如果首次胃镜体检的结果没有问题的话，之后每 5 年做一次就可以了。但如果首次胃检结果提示“胃部有异常增生”(例如炎症)、萎缩、胃溃疡，或有胃癌家族史的患者，建议最好每 2～3 年做一次胃镜。

检验科主任教你看体检报告

大多数人拿到体检报告的时候，心里好像经历了“九九八十一难”，好不容易有勇气看体检报告了，结果打开报告单，内心又充满了疑惑和迷茫。

相关调研表明，超过半数的年轻人表示有过恐惧看体检报告的体验，他们大多是因为平时压力太大了，担心自己被检查出什么问题而不敢看报告，好不容易鼓起勇气看了却又看不懂，因此对体检报告上的“异常数据”感到恐慌不已。

那么报告单上常出现的“白细胞”“红细胞”“甘油三酯”“总胆固醇”等名词，都代表什么呢？又反映了我们身体的哪些健康信息呢？

接下来我们将手把手教你看体检报告，让你不再恐慌、不再迷茫，懂得用合理的对策来应对这些体检信息。

检验科主任教你看
体检报告
1.血常规
2.血压、血糖、血脂
3.肝脏功能
4.胆功能
5.肾脏功能
6.胃功能
7.肿瘤筛查
8.心脏功能
9.其他

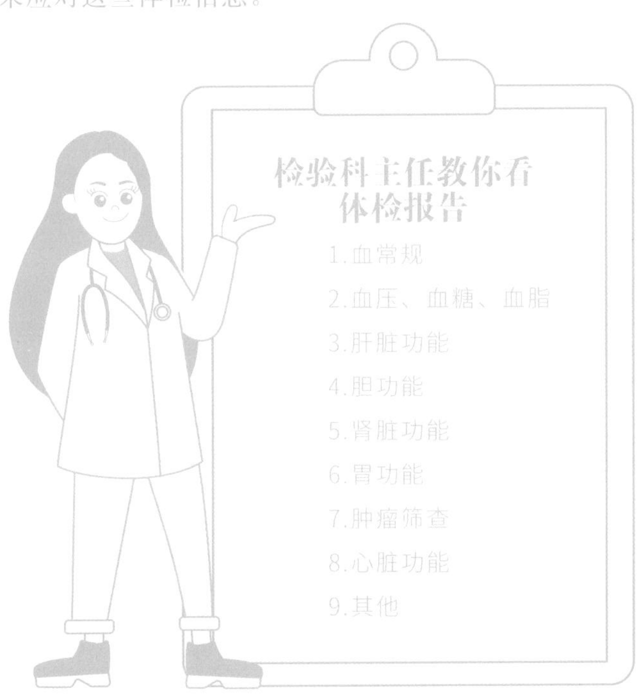

（一）血常规

血常规是最基础的血液检查，也是我们日常生活中最常见的体检项目之一，在临床上，血常规是帮助医生诊断患者病情的常用辅助手段之一，那么血常规的检验报告怎么看呢？了解这4个指标就可以啦！

1. 红细胞

简介 红细胞是血液细胞的一种，在血液中的含量最多，它的形态类似“面窝”，呈双面凹陷的圆饼状。

作用 红细胞主要有运输功能，参与机体的呼吸循环，它是血液中携带并运输氧的主力军。当然，红细胞也可以运输少量二氧化碳，帮助人体将二氧化碳排出体外；另外，红细胞还有免疫功能，当人体出现炎症、感染、贫血或血液病等异常时，红细胞的数值会有所降低。

表现 正常成年人每微升血液中有350万～550万个红细胞，红细胞数值偏低则要警惕贫血，红细胞数值偏高也不好，容易引起血管堵塞。

对策

（1）引起红细胞数值低最常见的情况就是贫血，针对这种情况患者一定要及时就医检查，先查清原发疾病，再听从医生指示积极治疗。

（2）贫血时，要合理补充一些营养物质，可以多吃一些富含蛋白质、铁、叶酸、维生素 B_{12} 等食物。

2. 白细胞

作用 白细胞也是血液中重要的细胞成分，是我们机体免疫系统的重要“成员”。

表现 成人每微升血液有4 000～10 000个白细胞。如果白细胞数值偏高，提示有细菌感染、过敏等情况；如果数值偏低，则提示有病毒感染、自身免疫性疾病等情况。

对策

(1) 引起白细胞数值异常最常见的情况就是感染导致的数值增高，如果明确是感染导致，需要及时给予患者消炎治疗。

(2) 若有其他异常，请及时就医排查病因，再对症治疗。

3. 血小板

作用 血小板有止血和黏附的功能，当血管损伤后，血小板会聚集在一起，形成更大的止血团块，将破坏的、损伤的、小的血管漏洞堵住，进行止血。

表现 成人每微升血液有10万～30万个血小板，若数量减少需排查转移性肿瘤、急性白血病、血小板减少性紫癜、脾亢及药物等原因。

对策 血小板一旦出现异常，机体的凝血、止血等功能就会受到损害，而血小板异常一般包含数量异常或功能异常这两方面，不同的情况治疗的方式和手段也有所差异，所以，如果发现血小板异常，应该尽早去医院就诊。

4. 血红蛋白

作用 血红蛋白是判断贫血最直观的指标。一旦发现血红蛋白的数值比正常数值范围要低，就要考虑机体贫血情况的发生。

表现 正常值男性为120～160 g/L；女性为110～150 g/L。在高海拔地区生活的高原居民体内的血红蛋白数值会比正常范围高。除此之外，血红蛋白数值增多还见于人体剧烈运动之后；而血红蛋白数值偏低则要考虑不同原因引起的贫血。

对策

(1) 血红蛋白数值偏低，一般都是机体含铁量不足导致的“缺铁性贫血”，这个时候我们就要及时补充铁元素，平时多摄入一些富含铁的食物，常见的补铁食物有动物内脏、动物血、红肉等。

(2) 恶性肿瘤、心脏病等严重问题也会引起机体出现贫血症状，这些“看不见的杀手”，更需要引起重视。

(二)血压、血糖、血脂

1. 血压

简介 血压检查主要是测量血液在血管内流动时对血管壁造成侧压力的数值,是生活中一项很常见的健康检查。

作用 可以帮助医生评估患者的健康水平,是筛查高血压病的重要指标。

表现 正常人安静状态下血压为收缩压＜120 mmHg,舒张压＜80 mmHg;如果在未使用降压药的情况下,收缩压≥140 mmHg或舒张压≥90 mmHg则为高血压;而收缩压＜90 mmHg或舒张压＜60 mmHg则为低血压。

对策

(1)高血压患者要少吃盐,摄入盐分多了体内的水分就会在体内存留得多,这样就会增加血容量,使血压升高。而低血压患者也不能吃太多的盐,虽然适当喝一些淡盐水可以提升血容量,改善低血压情况,但吃盐太多容易引起肾脏疾病。

(2)管理体重,保持体重处于合理范围。体重偏高或偏低都不利于我们的健康,我们每周可以进行3～5次锻炼,选择跑步、打羽毛球这类的有氧运动来进行锻炼,记住每次锻炼的时间不少于30分钟。

(3)保证充足的睡眠,远离烟酒。

2. 血糖

简介 血糖是指血液中葡萄糖的浓度,葡萄糖最主要的功能就是为身体提供能量,是我们的“能量源泉”。

作用 是诊断糖尿病的主要指标之一,人体血糖值应控制在一定的范围之内,太高或太低,对健康都不利。

表现 正常人在空腹状态下血糖的标准值为3.9～6.1 mmol/L。如果空腹血糖≥7.0 mmol/L 和(或)餐后 2 小时血糖≥11.1 mmol/L,就要警惕糖尿病。孕妇需要更谨慎一点,一般空腹血糖的正常值不应超过 5.1 mmol/L,孕妇餐后 1 小时的血糖值不得超过 10.0 mmol/L,餐后 2 小时的血糖值不得超过 8.5 mmol/L。

对策

(1) 没症状的糖尿病也要治。

(2) 减肥。如果糖尿病患者体重超标,那么会降低他们对胰岛素的敏感性,而机体对胰岛素的"低敏"反应,会导致我们对糖的利用率也降低。为了适应这种改变,胰岛细胞就会超负荷"运作",长期这样胰岛细胞的功能就差了,糖尿病患者的血糖就会升高,所以糖尿病患者是需要减肥的。

(3) 平时可以多吃一些粗粮、杂粮,降低精制食物的摄入,这样可以促进胃肠的蠕动,从而控制血糖。

3. 甘油三酯

简介 甘油三酯是脂质的重要组成成分,是我们人体含量最多的脂类。

作用 帮我们提供和储存能量,固定和保护内脏,检测甘油三酯,能帮助医生了解患者的代谢情况,用来排查高甘油三酯血症、动脉粥样硬化、冠心病等疾病。

表现 甘油三酯>1.7 mmol/L,即超标。

对策

(1) 平时可以多吃一些高纤维食物,比如豆类、小麦、玉米、谷物等,起到降低脂质的作用,对预防癌症、心脏病等有好处。另外要少吃高脂、高糖食物。

(2) 多喝茶,戒烟戒酒,多运动。

4. 总胆固醇

简介 总胆固醇,顾名思义,就是我们血液中所含胆固醇的集合,主要是指血液中游离的胆固醇和胆固醇酯及其衍生物的含量，可用于血脂分析。

作用 如果总胆固醇超标，容易增加动脉粥样硬化、冠心病等各种心血管疾病的发生率。

表现 正常值为小于 5.2 mmol/L。

对策

（1）保持健康体重；戒烟限酒控盐；保证每周 5～7 天、每次 30 分钟中等强度运动等。

（2）日常饮食以高纤维食物为主，多吃五谷杂粮，比如芹菜、玉米、糙米等热量比较少的食物。另外饮食不宜过多，早、中、晚三餐吃个六七分饱即可。

（三）肝脏功能

1. 总蛋白

简介 血清总蛋白，承担了机体重要的生理功能，主要包括白蛋白和球蛋白这两类。

作用 临床上常用此来衡量人体肝脏的健康水平，因为人体内 90%的血清总蛋白都是由肝脏合成的，如果它的数值出现异常，则提示肝脏可能出现病变，所以在医学上，主要用总蛋白来检测机体肝功能的代谢能力是否正常。总蛋白降低就说明肝脏受损。

表现 总蛋白正常值为 60～80 g/L。

对策

（1）因呕吐、腹泻、高热大汗等急性失水、使用脱水、利尿药血浆浓缩而造成血清总蛋白升高、可以补充水分和电解质以及停止相关药物的使用，严重时去医院寻求帮助。

（2）疾病引起的总蛋白含量异常需要及时去医院就诊，如多发性骨髓瘤、巨球蛋白血症等病变造成的总蛋白升高，严重结核病、甲状腺功能亢进、长期发热、恶性肿瘤、严重肝功能损失，肾病综合征、严重烧伤等疾病引起的总蛋白降低。

2. 谷丙转氨酶

简介 谷丙转氨酶是转氨酶的一种，在我们身体各个细胞当中都有，肝细胞中的含量最多。

作用 是我们诊断肝脏疾病的重要指标之一。如果肝细胞受损了，那么大量的谷丙转氨酶就会从肝细胞进入血液，做肝功能检查的时候会出现谷丙转氨酶明显升高的情况。

表现 谷丙转氨酶>40 U/L，说明肝功能异常。

对策

(1) 少熬夜，少喝酒。睡眠不足和酒精都会引起肝功能受损，导致谷丙转氨酶升高。

(2) 平时注意情绪的调节，保持情绪的放松，不要让紧张和焦虑的情绪干扰自己。

(3) 多吃一些能促进肝细胞修复或生长的食物，如富含维生素 B、高蛋白的食物等。

(四) 胆功能

与胆功能相关的疾病主要是胆结石。

简介 胆结石又称“胆石症”，指胆道系统(包括胆囊和胆管)内发生结石的现象。

作用 检测患者是否有胆结石，胆结石可能增加胰腺肿大(胰腺炎)的风险。

表现 一般是受检人在做超声检查时发现的，不同的人症状不一，有的人会有疼痛感，有的人则无痛感。如果超声没检查出来，可能要进一步做个胆囊 CT 扫描。

对策

(1) 适当多喝水，规律饮食，千万不要不吃早饭，否则会加重病情。平时也要注意远离油炸食品和零食等。

(2) 多运动,运动可以降低胆结石的风险。

(3) 有以下这 4 种情况的患者,要格外重视。①胆囊炎经常发作。②结石直径＞2.5 cm。③胆囊壁明显增厚或不规则增厚。④胆囊充满结石的。出现以上任何一种情况,患者都需要尽早进行手术。

(五) 肾脏功能

1. 血尿酸

简介 血尿酸是血液中尿酸的统称。

作用 人体细胞自然分解和食物正常消化的过程中都会产生尿酸,大部分尿酸会经由肾脏过滤后从尿液排出,小部分随粪便排出。但如果肾脏出了问题,血液中的尿酸水平就会升高。所以血尿酸是检测肾功能的指标之一。

表现 非同日两次空腹,男性应＜420 mmol/L,女性＜360 mmol/L。

对策

(1) 少吃牛肉、羊肉、动物内脏、啤酒、火锅、海鲜(扇贝)等高嘌呤食物。

(2) 多喝水,每天饮水至少 2 000 ml,这样有助于降低尿酸。

2. 血肌酐

简介 肌酐是我们肌肉代谢的最终产物,正常情况下,人体血液内肌酐的含量是恒定的,并且由于它是可以通过肾脏过滤的小分子物质,所以常用它的水平来判断人体肾脏功能是否良好。

作用 肌酐也是判断肾功能是否健全的指标之一,如果肾功能出现异常,代谢系统受到障碍,人体内的肌酐数值会明显升高。所以,临床上常用血肌酐作为判定肾功能的指标。

表现 血肌酐正常值为 44～133 μmol/L,高出正常值通常意味着肾脏受损。

对策

（1）肌酐与我们肌肉的含量息息相关，年老体弱、身材消瘦者，由于肌肉含量不多，所以相对应的血肌酐数值会偏低一点。相反，年轻气盛、身体素质好的人肌酐数值会偏高一点。

（2）超过40岁，我们体内的血肌酐含量就会下降，每年约降低1%。所以我们可以通过多加锻炼、练好肌肉来维持肌酐水平。

3. 尿蛋白

简介 尿中也有蛋白质，也就是我们所说的蛋白尿，一般对于健康状态良好的成年人来说，尿液中会含有微量的蛋白质，这种极少量的蛋白质通过普通的尿常规检查是测不出来的，所以检测结果往往是“阴性”。但如果尿蛋白含量超标，检测结果就是“阳性”，同时也代表身体出现异常了。

作用 如果你的肾脏系统出现了病变，那么尿中的蛋白含量就会急剧升高，所以尿蛋白数值偏高常作为慢性肾炎的提示指标。并且，尿中蛋白质还可以作为一个单因素参与肾脏的病变过程，所以大家要警惕尿蛋白升高的情况，不及时治疗的话，身体的肾脏负担会加重。

表现 正常人24小时尿中的蛋白质含量40～80 mg，最多不超过150 mg。青少年可略高，但24小时尿蛋白应少于300 mg。如果每天排出尿蛋白≥2 g，就是慢性肾炎的一个标志。

对策

（1）远离高蛋白饮食，多吃瓜果蔬菜类的高纤维食物，少吃辛辣、油腻、刺激性食物，饮食也以清淡少盐、营养均衡为主。

（2）一定要在医生的指示下谨慎用药，严防感冒，保证睡眠充足。

4. 尿糖

简介 是指尿中的糖类，一般是葡萄糖，也有微量乳糖、半乳糖、果糖、核糖、戊糖和蔗糖等糖类。

作用 正常人的尿中几乎不含什么糖，常规性方法是检测不出来的，而如果尿糖含量异常的话，结果就呈阳性，代表你可能患有某些疾病。

表现 尿糖阳性见于糖尿病、甲亢、慢性肝炎、肾病等疾病。

对策

（1）降低精制食品的摄入，多吃粗粮、五谷杂粮。

（2）减肥。

（六）胃功能

与胃功能相关的主要是幽门螺杆菌。

简介 幽门螺杆菌本质上是一种革兰氏阴性菌，这种细菌有着极强的生存能力，即使在强酸性的胃里也能存活。迄今为止，它是人类发现的唯一能在胃里存活的细菌。

作用 因为幽门螺杆菌可能会导致胃炎、胃黏膜糜烂、萎缩性胃炎、消化性溃疡、胃黏膜相关组织淋巴瘤，甚至胃癌，所以检测幽门螺杆菌，可以帮助医生判断患者胃功能是否正常，诊断患者胃及十二指肠是否有幽门螺杆菌感染。

对策

（1）年轻的体检患者，若发现有幽门螺杆菌感染，可以到医院，进行四联抗幽门螺杆菌治疗，一般疗程 10～14 天，对幽门螺杆菌进行根治。

（2）胃癌高发人群应该格外注意。比如有胃癌家族病史的，或者有慢性胃病基础的，又或者是超过 45 岁以上的中老年人群体，都需要定期进行胃镜检查，可以每 1～2 年就做一次胃镜。

（七）肿瘤筛查

1. 癌胚抗原

简介 是一种蛋白质，在健康人的血液中含量极低。

作用 肿瘤标志物，癌胚抗原主要用于肠癌等消化道恶性肿瘤患者的治疗后疗效评估及预后判断。

表现 癌胚抗原＞20 μg/L时，提示可能有结肠癌、直肠癌、肺癌等疾病。

对策

（1）一旦发现异常数据，请尽快进行就医检查。

（2）远离烟草，长期吸烟会使癌胚抗原水平升高。

2. 甲胎蛋白

简介 甲胎蛋白就是人类处于胚胎时期时，就存在于我们体内的一种特殊蛋白质，主要在肝脏中合成。

作用 甲胎蛋白主要用于原发性肝癌患者的检测。

表现 是肝癌的特异性标志物，正常值为0～25 μg/L。

对策

（1）注意即使检测结果是阳性也要进一步排查，因为阳性不代表就一定是肝癌，需排除妊娠、生殖腺胚胎瘤等特殊情况，这些也会导致甲胎蛋白数值升高。

（2）孕妇和新生儿都会出现甲胎蛋白指标升高，一般会在孕妇妊娠30周时达到最高峰，但之后会慢慢恢复正常。

（八）心脏功能

1. 窦性心律不齐

简介 窦性心律不齐也叫窦性心律失常，属于心血管内科管辖范围。

表现 一种正常的生理现象，不是病。

对策

（1）多见于年轻人群体，爱生气、控制不好情绪的人容易有窦性心律不齐，此外，还与用药有关，例如，服用洋地黄或吗啡之后症状会较明显，一般随着年龄的增长，窦性心律不齐症状会减少。

（2）若无症状或症状很不明显，就无须治疗。

2. 早搏

简介 早搏其实是一种心律失常，一般可以通过心电图检查出来。

表现 分为房性早搏和室性早搏，临床表现为胸部憋气，患者有心脏停止跳动的感觉。

对策

（1）一般不需要治疗，因为它多是由于睡眠不足、缺少锻炼、精神紧张等原因导致。

（2）适量进行一些平缓的运动，比如每天慢走30分钟，可以帮助改善心肺功能。

（3）如果早搏的频率比较高，那么就要及时就医治疗了，不然可能会发展为严重的心律失常，或导致心绞痛以及心力衰竭等危重症。

（九）其他

1. 胆囊息肉

简介 胆囊是促进机体消化的一个囊性“口袋”，它能将肝脏分泌的胆汁浓缩并储存起来。当人体进食后，胆囊会在食物的刺激下发生收缩，将“口袋”内的胆汁排放到肠道里帮助消化。而如果这个“口袋”的内壁长出赘生物，就是胆囊息肉了。

表现 常在体检B超时发现。

对策

（1）大部分息肉是良性的，直径<1 cm的胆囊息肉不需要治疗。但要随时观察，如果短时间内突然明显增大，就要格外注意，应立即就医检查，决定是否需要进行手术治疗。

（2）预防胆囊息肉，一定要好好吃早饭，还有尽量避免进食高胆固醇类食品，如油炸食品、肥肉、海鲜、动物内脏等。

2. 智齿

简介 在生活中也被形容成“智慧齿”，是人的口腔内牙槽骨上最里面的第3颗磨牙。智齿一般会在16～35岁长出，但因为每个人的遗传基因不同，具体长出时间还看个人情况。

对策

(1) 智齿萌出时可能会引起疼痛或炎症，所以建议尽早去医院检查，决定是否需要及时拔掉智齿。

(2) 建议拔智齿年龄18～30岁。

(3) 如果你牙齿咬合较好，智齿完全萌出，位置很正，没有引起疼痛或炎症等，也可以不拔。

小心体检报告里这 8 种癌症信号

在当下高压力、快节奏、重负担的生活环境下，我国癌症发病率逐年上升，并且明显呈现出年轻化趋势。据统计，近 10 年里，我国年轻人癌症发病率增长了将近 70%，平均每分钟就有 7.5 人被确诊为癌症。这真是个令人痛心的数据！

癌症就像一个狡猾又残酷的杀手，总是在不经意间给我们致命一击，很多人就要问了，为什么平时大小体检都不曾落下，却还是被查出有癌？并且一查出就是晚期了？这是由于我们缺乏相关的疾病知识，错过早期癌症筛查造成的。所以接下来我们盘点一下体检报告的 8 种危险信号，看看究竟是哪些指标异常，代表我们踩“地雷”了。

很多朋友体检的时候，体检中心会推荐“肿瘤标志物筛查”这类体检项目，告诉你这是检测癌症的。出于对癌症的畏惧，很多朋友一看到体检报告上的肿瘤标志物升高，就会大惊失色、忐忑不安，觉得自己是不是得了癌症，马上要命不久矣了。

其实不然，肿瘤标志物的升高，并不一定就代表你得了癌症，但也确实是身体释放的一个求救信号，所以还是要重视起来！

那么肿瘤标志物和癌症究竟是个什么样的关系呢？

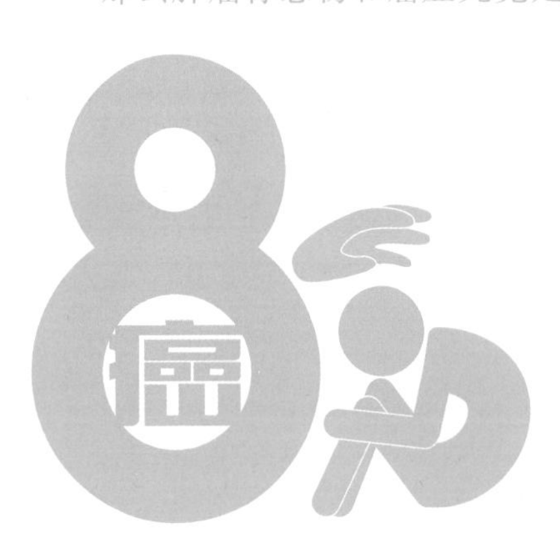

肿瘤标志物，顾名思义，就是和肿瘤密切相关的活性物质，它是在肿瘤发生、发展的过程中，由肿瘤细胞或其他组织直接合成、分泌产生的一种物质。在临床上，医生常通过技术手段测定其含量，以此来发现、鉴别、诊断原发或继发恶性肿瘤，筛选肿瘤高危人群，观察、评价肿瘤治疗效果等。

目前，医学上发现的肿瘤标志物有 100 多种，常以抗原、酶、激素等代谢产物的形式存在于肿瘤细胞内或宿主体液中。

我们体检时常见的肿瘤标志物有以下这些：

（一）蛋白质类肿瘤标志物

1. 癌胚抗原(CEA)

作为癌症筛查里的"常客"，癌胚抗原可以说是知名度最高的肿瘤标志物。它一般出现在胚胎胃肠黏膜上皮或者一些恶性组织的细胞表面的糖蛋白上。

临床上，癌胚抗原主要用来检测的疾病有：

（1）结肠癌、直肠癌、胃癌等各种消化系统恶性肿瘤。

（2）消化道外的肿瘤，如肺癌、肝癌、乳腺癌、甲状腺癌、胰腺癌、卵巢癌、子宫颈癌、泌尿系肿瘤等。

同时为了提高疾病筛查的准确率，医生会将 CEA 结合其他特异性强的肿瘤标志物或影像学检查等手段来联合筛查。并且除了帮助检测和筛查，癌胚抗原对肿瘤手术后的复发治疗也有重要意义。它的高敏感度，能有效地反馈患者放疗和化疗的效果。

那么检查报告中，癌胚抗原的数值处在什么水平，就代表咱们有患癌的危险呢？

一般在体检报告中，癌胚抗原的数值超过 20 μg/L 时，我们就要警惕了，因为这代表你可能会出现结肠癌、直肠癌、肺癌等恶性疾病。这时候，就要赶快就医，建议可以做个胃镜、肠镜的检查，也可以做针对胰腺的 CT 或者 B 超检查来发现病变。

2. 甲胎蛋白(AFP)

甲胎蛋白和癌胚抗原一样，也是肿瘤筛查中的常客。

甲胎蛋白是一种糖蛋白，胎儿的肝脏和卵黄囊是最初产生甲胎蛋白的地方，在其他器官中，甲胎蛋白的含量很低。所以新生儿体内的 AFP 很高，不过随着新生儿的成长，其体内的 AFP 含量会慢慢下降，到 1 岁时，宝宝体内的 AFP 会降至 10～20 μg/L。

正常成年人的血清中 AFP 的含量是很低的。只有当肝细胞发生恶变时，AFP 的含量会显著升高，所以临床上，AFP 常用来辅助诊断原发性肝癌。而肝良性病变时，如病毒性肝炎、肝硬化亦可导致 AFP 升高，但一般在 400 μg/L 以下。

除此之外，还有几种情况也会出现 AFP 含量增高：如机体出现生殖细胞肿瘤会导致甲胎蛋白数值升高；一些有消化系统肿瘤（如胰腺癌、肠癌及肝硬化等）的患者也会出现一定程度的 AFP 偏高，AFP 也是睾丸癌、卵巢癌等的筛查指标。

那么检查报告中，甲胎蛋白的结果超过哪个数值，我们需要警惕癌症的侵袭呢？

一般，如果当 AFP 浓度持续高于 400 μg/L 时（阳性），就会提示原发性肝癌的可能。

需要注意的是，除了新生宝宝，孕妇体内的 AFP 含量也会增多，一般在妊娠 30 周时其 AFP 值会达到最高峰，也就是说浓度最高，但之后又会逐渐降低直至恢复正常数值。所以，就算 AFP 检测结果是阳性也不意味着患有肝癌，我们还要排除妊娠、生殖腺胚胎瘤等特殊性情况。

3. 前列腺特异性抗原（PSA）

近年来，前列腺疾病的发病率逐年增高，其中，前列腺癌的发病趋势也日渐严峻。所以重视早期前列腺癌的筛查，应该是男性尤其是 40 岁以上的男性要具备的健康意识。

目前，前列腺特异性抗原（PSA）是临床上公认的针对前列腺癌的筛查诊断、预后评估、疗效判断、复发监测的首选方法，它是一种特异性很高、敏感性很高的肿瘤标志物，主要由前列腺上皮细胞分泌，并广泛存在于男性的精液中。PSA 也是决定精液能否正常液化的关键之一，它可以使精液中的凝固蛋白酶和纤维结合素被分解，从而使射精后固结的精液再次液化。

正常情况下，一个健康的成年男性体内（血清中）PSA 的含量非常低，一般只有身体提示有前列腺发生病理变化，如前列腺良性增生时，它才会增加，不过在这种情况下，血清中 PSA 升高得一般不太明显。只有前列腺癌出现时，PSA 的数值才会大幅度升高。此外，出现肾癌、膀胱癌时，PSA 也可能有所升高。

因为前列腺炎或良性前列腺增生也都会使我们的 PSA 检测结果呈阳性，这样就很难与前列腺癌进行区分，所以，检测患者体内游离前列腺特异性抗原才是临床上筛查前列腺癌的金标准。其实经过调查，在大多数前列腺癌患者中 PSA 是处于结合状态，所以健康成年男性或者良性前列腺增生患者体内游离 PSA/总 PSA 的比值比前列腺癌患者的要高。因此，我们可以通过检测游离的 PSA（fPSA）值，计算游离 PSA 与总 PSA 的比值，来筛选出那些总 PSA（tPSA）异常升高的患者，从而找到有前列腺癌特异性的患者。

一般来说，正常男性血清中 tPSA<4 μg/L，fPSA<1 μg/L。fPSA/tPSA 的比值大多在 0.15 以上，而前列腺癌 fPSA/tPSA 的比值大多在 0.15 以下。所以目前临床上以 0.15 作为前列腺癌 fPSA/tPSA 比值的上限判断值。

大家拿到检查报告单后可以看看“fPSA/tPSA 比值”是否异常，如有问题，一定要及时去医院就诊。

4. 鳞状上皮细胞癌抗原（SCCA）

鳞状上皮细胞癌抗原（SCCA）是筛查、诊断鳞癌的肿瘤标志物，也属于糖蛋白的一种，一般存在于子宫颈、子宫、头颈、肺等部位的鳞状上皮细胞癌的细胞质中，尤其在一些非角化癌的细胞中，SCCA 的含量很充足。

研究显示，血清中 SCCA 水平升高，可见于 25%～75%的肺鳞状细胞癌、30%的Ⅰ期食管癌、89%的Ⅱ期食管癌和 83%的宫颈癌。所以临床上常用 SCCA 来筛查、诊断、评估恶性肿瘤的出现，如果你血清中 SCCA 水平升高，那么就要警惕宫颈癌、肺鳞状细胞癌、食管癌、头颈部癌、膀胱癌的可能性了。当然也有一部分良性疾病，也会涉及 SCCA 水平的升高，例如肝炎、肺炎、肝硬化等情况，所以也要做好相关良性疾病的排查。

SCCA的异常升高威胁着我们的健康，建议大家在进行初次SCCA的测定后的1～2周，再去医院复测一次，这样会更准确一些。假若此时SCCA的水平依旧很高，那么患者需要进行胸腹盆腔CT检查。不管怎样，大家都要保持警惕，早查出来可早治疗，疗效会好些。

5. 细胞角蛋白19片段(cyfra21-1)

cyfra21-1是由癌症患者血清中发现的细胞角蛋白19片段，主要分布于人体的单层和假复层上皮细胞，比如支气管上皮细胞和肺泡上皮细胞等。在肠上皮、胰管、胆囊、子宫内膜、输卵管上皮细胞中也有发现。当细胞癌变时，血液中的cyfra21-1就会升高。

在临床上，cyfra21-1主要用于监测非小细胞肺癌的肿瘤标志物，包括肺鳞癌、肺腺癌和大细胞肺癌。并且血清中cyfra21-1的含量高低与肿瘤临床分期是正向相关的，因此，也可作为肺癌手术和放化疗后追踪早期复发的有效指标。此外，它对膀胱癌、乳腺癌、肠癌、卵巢癌等也会有特异反应。

一般正常人血清cyfra21-1≤3.3 ng/ml。如果超过这个数值，就要警惕了。

(二) 酶类肿瘤标志物

6. 神经元特异性烯醇化酶(NSE)

神经元特异性烯醇化酶(NSE)是神经元和神经内分泌细胞所特有的一种酸性蛋白酶，是小细胞肺癌(SCLC)最敏感、最特异的肿瘤标志物。

它对小细胞肺癌检出的灵敏度可达80%以上，对神经母细胞瘤检出的阳性率可达90%以上，除此之外，还可监测小细胞肺癌和神经母细胞瘤的治疗情况，如在治疗后NSE水平又升高了，就意味着有肿瘤复发的可能。

通常出现咳嗽严重甚至咳血，肢体、关节和胸部的酸痛，体温异常(发热)，食欲不振等症状的患者需要检查此项，一般NSE的正常参考值是＜16.3 ng/ml。如果出现轻度升高，但不伴有异常表现，就不会产生较大影响。如果异常升高明显，如高于正常值10倍以上，并出现伴随症状，就应考虑出现肿瘤的可能。

所以，在日常生活中如果发现NSE偏高，建议及时就医，检查相关类目筛查疾病，明确具体原因。如果诊断为肿瘤，应及时采取手术进行治疗，如果情况较严重，术后还应配合放疗、化疗等方式控制病情、缓解症状。

（三）糖类抗原肿瘤标志物

糖类抗原是一种黏蛋白型的糖类蛋白肿瘤标志物，为细胞膜上的糖脂质。检测糖类抗原主要是通过检测细胞膜上的糖脂来检测体内的某些疾病，也有助于某些恶性肿瘤的诊断。

7. 糖类抗原19-9(CA19-9)

糖类抗原19-9(CA19-9)是一种与胃肠道癌相关的糖类抗原，通常分布于正常胎儿胰腺、胆囊、肝、肠及正常成年人胰腺、胆管上皮等处，也是迄今为止业界公认的对胰腺癌敏感性最高的标志物，是诊断胰腺癌的最佳肿瘤标志物之一。

调查显示，大多数胰腺癌患者血清中的CA19-9数值会显著升高，一般会超过37 U/ml，这也是正常参考值的上限数值，其敏感性和特异性均可达90%以上。并且肿瘤复发时，CA19-9也会再次升高，因此，临床上也常用来监测患者肿瘤复发的情况。

此外，需注意的是，在胆囊炎、肝炎、急性胰腺炎、胆汁淤积性胆管炎、肝硬化等疾病中，CA19-9也会出现不同程度的升高。

所以，如果你平时发现CA19-9数值超过37 U/ml时，就要提高警惕了，建议及时到医院就医，检查相关类目筛查疾病，以免耽误治疗疾病的最佳时间。

8. 糖类抗原72-4(CA72-4)

糖类抗原72-4(CA72-4)是一种高分子量的类黏蛋白分子，也是目前诊断胃癌的最佳肿瘤标志物之一，对胃癌和各种消化道癌症具有较高的特异性，阳性率可达65%～70%，有转移者更高。

此外，它对卵巢癌、结直肠癌、胰腺癌等也有一定的敏感性。CA72－4升高也可见于以下良性疾病：肝硬化、胰腺炎、肺病、风湿病、卵巢囊肿、卵巢良性疾病、乳腺病和胃肠道良性功能紊乱等。一般正常人血清中CA72－4参考值为：＜6.9 U/ml，如果超出了这个范围，就要警惕了。

需要强调的是，当这些肿瘤标志物的数值出现异常时，我们警惕起来固然没错，但也不要太过恐慌，因为无论哪种肿瘤标志物，都不具备百分之百的特异性，也就是说并不是指标升高就代表得了相应的癌。出现异常时，大家要及时咨询专业的医生，根据医嘱进行进一步筛查。

年年体检为什么还会得癌症?

本该朝气蓬勃,青春飞扬的生命,却为何黯然消逝?

这是最近一则新闻下点赞最高的评论,新闻的内容令人十分痛心。

小刘,21 岁的小伙子,大二学生,由于胃痛、酸胀、食欲不振、恶心一年余,去医院检查提示:幽门螺杆菌阳性,贫血,大便出血;胃镜可见:贲门至胃体小弯侧,多处溃疡样病变,质脆易出血,胃体呈结节样改变,蠕动差。最终小刘被确诊为晚期低分化腺癌,仅在确诊后的 4 个多月,他就去世了。

一个年轻、鲜活的生命就这样被疾病夺去了。不少人在为此惋惜的同时,不禁深思:

为什么近年来癌症的发病率越来越高了?为什么癌症发病越来越年轻化了?为什么年年体检,却还是会患癌?

这是因为大家不清楚一般的健康体检和防癌体检有什么区别,误将常规的"健康体检"当作"防癌体检"。常规体检就像个大筛子,只能先把一些明显、较严重的疾病筛出来,但那些难以察觉却攸关性命的"肿瘤"如同细沙一般被漏过去了。

除此之外,有些人即使有防癌意识,却因知识欠缺,被体检中心推荐了一些无效的防癌体检,这些都导致我们错过了筛查早期癌症的黄金时期。

那么防癌检查到底该怎么做才能帮我们最大限度地降低风险呢?接下来我们盘点一下必做的防癌检查项目,以及对应的"金标准"。

1. 查肺癌——低剂量螺旋 CT

很多体检机构会直接用 X 线片作为早期肺癌筛查项目,但据统计,X 线片检出早期肺癌的概率很小,最高也仅为 15%。即使在胸片中能看到肺部肿瘤,也是属于肺癌中晚期的肿瘤,此时患者已经错过了最佳的治疗时机,可能

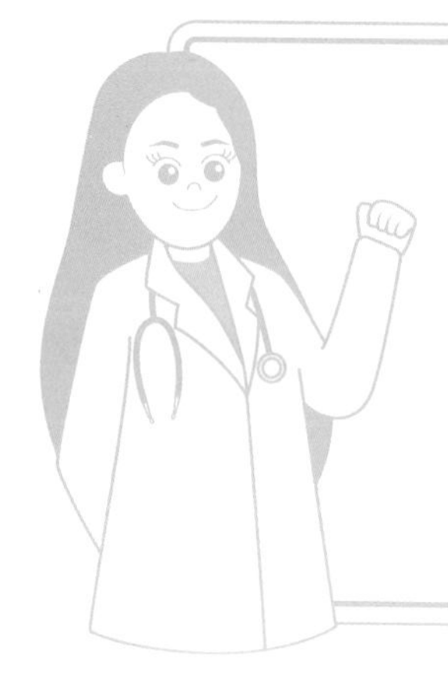

必做的防癌检查项目

1.查肺癌——低剂量螺旋CT

2.查肝癌——甲胎蛋白+肝胆彩超

3.查肠癌——肠镜

4.查胃癌——胃镜+活检

5.查前列腺癌——PSA筛查

时日无多。

那么为什么会这样呢?

这是由于X线片的局限造成的,X线胸片只能照到肺的某个截面,对于肺部及其周围器官深层次的结构就无法拍到了,因此常常出现漏检的情况。尤其对于直径小于1 cm的小肺结节,更是几乎没有检出可能。因此,对于肺癌的筛查需要采取针对性更强、专业度更高的方法,这样才能发现早期癌症或癌前病变,及时给予干预治疗。

目前,权威机构推荐的高效肺癌筛查方法是——低剂量螺旋CT,对于肺癌的检测有着高效、灵敏的反映。低剂量螺旋CT是在普通CT的基础上,降低扫描参数而进行检查的一种方式。相对普通CT,辐射量没那么高。

这里建议肺癌高危人群尤其要重视肺部筛查,比如年龄超过50岁的中老年人或直系亲属有肺癌患病史的人,又或者是长期吸烟者,尤其是20岁以下开始吸烟、烟龄在20年以上、每天吸烟20支以上的人群,最好每年都查一次肺部CT,尤其推荐低剂量螺旋CT,其辐射小,对肺癌的针对性更强,并且可以进行超薄扫描,目前最小的扫描单元为0.5 mm,更有利于早期肺癌的发现。

2. 查肝癌——甲胎蛋白+肝胆彩超

针对肝癌的检查,最有效的方法就是影像学检查结合抽血检查肿瘤标志物,也就是根据肝胆彩超和甲胎蛋白结合来综合判定,这种检测方法对80%左右的人群都是有效的,在肝癌筛查中应用最广。

肝胆彩超是检查人体肝脏功能的常见项目之一,它可以多角度地显示肝脏器官的结构,以及肿瘤部位、形态、大小等,准确率可达90%左右,经验丰富的超声医生甚至能发现直径1.0 cm左右的微小癌,这对于早期肝癌的筛查有着积极的意义。如果彩超检查报告里显示肝脏有“异常回声区”,就代表肝胆出现结节或者其他占位性病变。

甲胎蛋白(AFP)是一种针对肝癌筛查的肿瘤标志物,特异性强、灵敏性高,是临床上应用很广的肝癌标志物。一般来说,人体血清中的甲胎蛋白不超过20 μg/L,如甲胎蛋白>400 μg/L,并且排除了妊娠、胚胎性肿瘤和生殖系统肿瘤等情况,就要警惕肝癌的发生了。

如果肝胆彩超和甲胎蛋白都未发现明显的异常,我们只需定期复查、随访就可以了。但是肝癌高危人群,比如年龄40岁以上,有乙肝、丙肝、肝硬化病史或者有长期吸烟史的男性,最好每半年检查1次。

3. 查肠癌——肠镜

作为一种肠道恶性肿瘤,肠癌是带走无数人生命的罪魁祸首。

一般情况下,如果排便出现变化,比如大便变细、便血等情况,我们就要去医院进行肠癌筛查了。目前肠镜是针对筛查、诊断、跟踪肠癌治疗效果的最有效项目,可以方便医生观测肠道里面的状况。

肠镜分为小肠镜和结肠镜,通常门诊患者经常检查的项目是结肠镜,就是大肠的检查,结肠镜的检查主要是从肛门进入,整个结肠包括直肠、乙状结肠、降结肠、横结肠、升结肠、回盲部,甚至回肠末端都能检查到。

为了不影响观测结果,在做肠镜之前,患者需要服用清肠药来清洁肠道,清洁干净之后才能做肠道的检查。此外,肠镜的检查,有普通肠镜和无痛肠镜,无痛肠镜是指在麻醉的状态下做结肠镜的检查,一般患者不会那么痛苦,大家可以根据自身情况进行选择。

如果怀疑有肠癌,还可以在内镜下取组织进行病理学检查,或者通过一些肿瘤标志物来辅助筛查。

对于肠癌高危人群，要定期进行肠镜的检查。比方说年龄超过 40 岁，或者有家族性结肠息肉病史、慢性溃疡性结肠炎、结肠腺瘤综合征的人，应重视肠镜检查，以后检查频率根据初次检查结果遵医嘱进行。

4. 查胃癌——胃镜＋活检

因为胃镜的侵入性特点，很多人很排斥做胃镜检查，即使胃部不舒服，也忍着、拖着不去检查，结果一拖就拖出事儿了。胃癌晚期往往就是在这些情况下衍变而来的，而提到胃癌，就不得不说胃镜了。

虽然做胃镜确实会给人带来一定的痛苦，但目前为止，胃镜及其活检还是业界筛查、诊断胃癌的“金标准”。

胃镜其实就相当于医生将一个小型摄像头放入我们的胃腔进行观察，它能帮助医生全面、清晰地看清我们整个胃部的状态，包括胃壁、胃黏膜是什么颜色，表面有没有什么可疑病变等。发现可疑的病变可以直接取标本进行病理检查并明确病变类型。

所以医学上建议，40 岁以上高危人群最好每 2～3 年进行一次胃镜检查，不过具体的检查频率还得根据初次检查的结果来判定。

如果你对异物侵入比较敏感，可以选择舒适度高的胶囊胃镜或无痛胃镜等进行检查，不过价格会比普通胃镜贵一点，而且胶囊胃镜不能进行病理活检。

除此之外，临床上常用筛查胃癌的方法，还有以下 2 种：

（1）肿瘤标志物筛查：肿瘤标志物包括癌胚抗原、CA19－9 和 CA72－4。若肿瘤标志物水平升高则需进一步进行针对性的检查，比如通过胃镜或肠镜观察有无胃癌、肠癌等消化道肿瘤。

（2）CT 检查：患者还可以进行无创的 CT 检查，若怀疑胃壁增厚，需警惕胃壁增厚的原因，并进行胃镜检查以进一步明确诊断。

大家可以根据自己的情况结合医生的建议再选择，总之，一定要注意自己胃部的健康，尤其是胃癌高危人群，比如有慢性胃溃疡、胃息肉、慢性萎缩性胃炎等慢性胃病的患者，如有胃部不适，请及时就医。

5. 查前列腺癌——PSA 筛查

很多男同胞在体检时，以为做个前列腺彩超，就能检查出自己有没有前列腺癌了。

其实这是不准确的，前列腺彩超确实可以观测受检人的前列腺情况，但主要作用是观察受检人是否有前列腺增大、囊肿、结石等基础病变，无法检查出早期前列腺癌。

临床上，对于前列腺癌最高效的筛查方法是 PSA 检查，即前列腺特异性抗原检查，此检查可以较敏感、方便地判断前列腺是否病变，费用也比较划算。

所以，专家建议中老年男性在筛查前列腺癌时，可以采用这种方法。

男人 40 岁后每年必做的 8 项检查

被坑？被骗？

你还在做一些无效体检吗？

男人 40 究竟该如何体检才能有效防患于未然？

如果你也有种种疑惑，那么本节内容一定不要错过。

40 岁，不仅仅是一个数字，也是人生的一个分水岭，这个阶段正是我们身体走“下坡路”时候。各种疾病状况都亮起了“红灯”，侵蚀着我们的健康。所以，定期体检就成为我们大部分人健康生活的必备指南。然而在互联网洪流中，各种体检信息如过江之鲫，让人眼花缭乱、无从选择！

究竟怎样做体检才是“有效体检”？

接下来就来介绍那些男性必做的体检项目。让你不再花冤枉钱、避免“踩坑”。

世界卫生组织统计显示，全球男性的平均寿命比女性要短 5～10 年，这就不免引人深思，为什么看起来比女人健康强壮的男人，却如此“脆弱”？

这是因为男性天生就存在一种基因缺陷。2020 年 3 月，美国《国家癌症研究所杂志》发表的一篇论文揭示决定性别的 Y 染色体中某些基因功能丧失，会让男性比女性有着更高的患癌风险。其次，不良的生活习惯，也是导致男性患上致命疾病的“催化剂”。

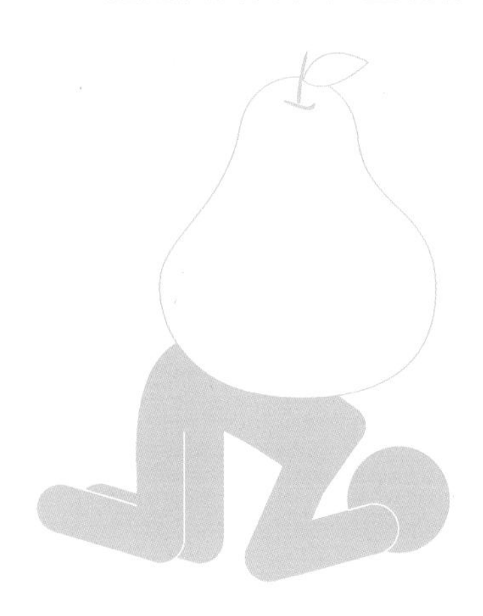

年过 40，很多男同胞身体都大不如从前了，比不上身强体壮的年轻小伙。并且这个阶段的男性，大多都成长为职场中的主力军了，顶着生活和工作这两座大山，奔波于生活的起起伏伏中。他们难免和酒精、尼古丁等不良之物打交

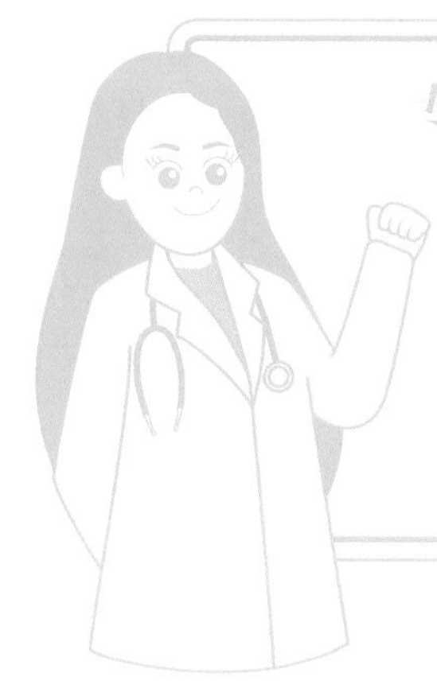

道，埋下了危害健康的“种子”。

所以，这个阶段的男性，更要注意疾病的筛查，重视体检的作用。那么 40 岁以上的男同胞该怎么做体检呢？

专家建议，这个阶段的男性更应该注意心血管疾病、生殖系统疾病等方面的筛查，具体筛查项目如下：

1. 常规体检

40 岁过后，男性每年至少要体检一次，包括血常规、尿常规、粪便常规，这能够帮助医生初步了解受检人有无血液疾病、泌尿系统疾病，以及消化系统疾病，帮助医生评估你身体整体的健康状况。除此之外，医生还会根据你个人和家庭的疾病历史，结合体检报告，评估你患癌症、糖尿病等疾病的风险，并给出合理的调养建议。

2. 胆固醇筛查

胆固醇筛查其实就是查血脂，包括甘油三酯、胆固醇、低密度脂蛋白和高密度脂蛋白。这些物质不仅起到提供和储存能量、固定和保护内脏的作用，同时，对预防心血管疾病也有指示作用。

胆固醇超标会加大冠心病、动脉粥样硬化等疾病的患病风险，血清总胆固醇是血液中的脂蛋白所含胆固醇之和，其中，低密度脂蛋白中胆固醇含量最高。对于没有心脑血管疾病的人群，其低密度脂蛋白最好低于 3.1 mmol/L。而有心脑血管疾病的患者，其低密度脂蛋白的浓度最好低于 1.8 mmol/L，这样才能保护我们的血管，减少未知风险的发生。

胆固醇筛查比较便捷高效，是以血液采集的形式进行的，注意抽血前的 8～10 小时不要进食，保持空腹状态，这样化验结果更准确。受检人在做完检查后，几天内就可以收到结果，所以说这是一项比较高效的检查。为了自身健康，建议男性可以每年筛查一次胆固醇，如果自身或家族群里有心脏病、高血脂、肾脏问题、糖尿病等病史的人，可以提高筛查的频率。

3. 血压筛查

高血压是日常生活中常见的疾病之一，大约每 3 个成人中就有 1 个高血压患者，但因为大多数人高血压发生后没有什么明显的症状，对生活也没有太多影响，所以常常被人忽视。然而高血压的危害不容小觑，它是引起人体心脑血管疾病、糖尿病、肾脏疾病等的高危诱因，所以 40 岁以上的男性需要尤其重视这项健康筛查。

4. 糖尿病筛查

糖尿病是中老年男性的高发疾病，根据统计数据显示，全球男性的糖尿病患病率约为 9.1%。因此建议 40 岁以上男性应当每年做 1 次糖尿病筛查。

糖尿病筛查也就是查血糖，血糖过高就容易导致糖尿病急性并发症，比如糖尿病酮症酸中毒、高渗性昏迷、肾功能不全，还容易诱发呼吸道、泌尿系统等部位的感染，导致伤口愈合慢甚至不愈合，而长期慢性高血糖还会增加心脑血管疾病的发病率，比如脑梗死、冠心病、心绞痛、心肌梗死等。

所以，血糖筛查对男性的健康有着举足轻重的意义。

5. 肺部筛查

很多中年男性的“标配”就是烟酒不离身，他们即使知道吸烟有害健康，但仍是资深的“老烟民”。然而大量研究表明，吸烟是导致肺癌的首要原因，烟雾中的尼古丁、亚硝胺等有毒物，容易诱发鳞状上皮细胞癌和未分化小细胞癌，从而使肺癌的平均发生率比正常人高10倍左右，并且使肺癌死亡率进行性增加。

所以男性，尤其是40岁以上的男性，要格外重视对肺部功能的筛查。最简单的就是肺功能测试，通过用力往机器里面吹气，然后机器根据气流的速度和气体里物质含量的变化，来反映肺功能的好与坏。此外还有常用的肺部CT，如果是肺癌高发人群，建议做低剂量螺旋CT，这是目前临床上公认的最灵敏、高效的肺癌筛查手段。

这些检查对身体几乎没有任何损伤，也有着良好的敏感度，可以帮助医生发现早期的肺部和呼吸道病变。

最后，对于长期吸烟者和从事环境高污染工作的男性等肺癌高发人群，建议每1～2年进行一次肺部CT检查，早预防、早发现、早治疗，最大限度地预防和诊治肺癌。

6. 结直肠癌筛查

在门诊中，经常会遇到结肠癌患者。他们当中很多人对自己的健康不重视，出现便血情况后，总觉得是痔疮，小问题，吃点药就好了，结果症状不但没有缓解反而还加重了，去医院检查才发现是结肠癌晚期。这种把癌当痔疮的现象，让很多人错过了最佳治疗时间，所以，一定要重视结肠癌的筛查。

那么哪些人需要进行结肠癌的筛查呢？这里建议以下三类人群要尤为重视结肠癌的筛查：第一类是40岁以上的男性；第二类是直系亲属中有结肠癌、结肠炎症、结肠息肉等病史的男性；第三类是本身就患有炎症性肠病、息肉病史的男性。这三类人群都是结肠癌的高风险人群，所以要格外重视这方面的筛查。

结肠癌的筛查方法为每年定期体检时做粪便隐血测试，结肠癌的检查方法最主要的是结肠镜检查。

7. 胃功能筛查

随着生活节奏的变快，饮食不规律成了当代人的“家常便饭”，加之中国人没有分餐的习惯，使得我国幽门螺杆菌的感染率非常高，有数据显示，超过一半的中国人都有幽门螺杆菌感染，这在无形中增加了胃癌的发病率，也使得胃癌成为在我国发病率和死亡率排名第二的恶性肿瘤。所以胃功能筛查，对我们的健康至关重要。

而针对胃部的检查方法通常有以下几种：

（1）幽门螺杆菌检查。幽门螺杆菌是喜欢黏附在人体胃黏膜上的细菌，是一种危害性比较大的细菌。这种细菌会影响我们胃酸的杀菌功能，久而久之，容易使胃黏膜出现炎症，导致不同程度的消化道疾病，比如胃炎、胃溃疡，甚至是胃癌。所以平时就要注意幽门螺杆菌的防范。

目前幽门螺杆菌的测试方法有以下两种：①呼气试验，可以通过碳 13 尿素呼气试验或碳 14 呼气试验来检测幽门螺杆菌的存在；②幽门螺杆菌抗体检测（胶体金法），通过抽血来检查患者是否感染幽门螺杆菌。

（2）胃功能检查。胃功能检查的主要目的就是筛查受检人是否有萎缩性胃炎，或是否有胃溃疡、胃癌的可能性。常用的检查方式有 CT、胃镜和血液检查。其中，血液检查这个方式简便易行，适合大部分人。

（3）钡餐。通过喝碘油或钡剂的方式，让医生在 X 线下观察受检人的胃的形态及运动功能，检测患者是否有胃溃疡、胃炎，或胃癌。

（4）胃镜。虽然胃镜的“侵入性”让很多人觉得痛苦，但胃镜却是检查胃部健康状况最准确的方法，一般通过口腔进入胃，观察胃黏膜的状况，判断患者是否有胃溃疡、胃炎，以及胃癌存在的可能性。

除了胃镜，其他 3 种检查方式可以每年查一次，如果首次胃镜体检的结果是良性的话，之后每 5 年做 1 次就可以了；但如果有胃部相关的疾病，最好每 2～3 年做 1 次胃镜。

8. 前列腺筛查

作为男性独有的器官，前列腺的健康与否关乎一个男人一生的“性福”，所以对前列腺的筛查就显得尤为重要。

男性 40 岁以后很容易出现前列腺相关的问题，比如前列腺炎、前列腺增生等疾病，这个时候就可以考虑做个前列腺彩超了。

前列腺彩超其实就是通过彩色超声仪器来检查和观测受检人的前列腺情况，比如前列腺大小、形态、结构、内部回声等情况，从而根据这些信息，判断受检人有无前列腺增大、囊肿、结石，恶性病变等情况。

需要注意的是，进行这项检查前，男同胞需要先通过喝水憋尿的方式让自己的膀胱充盈起来，这样有利于检查时医生视野清晰，让其更准确地观察受检人的前列腺。如果不憋尿，医生可能就看不清楚前列腺了。

此外，有前列腺癌家族史的人，属于前列腺癌的高风险人群，所以要格外重视前列腺癌的筛查。而前面我们已经说过，前列腺特异性抗原（PSA）就是筛查前列腺癌的“金标准”。通过测量一个人血液中前列腺特异性抗原的水平，可以有效评估男性前列腺癌的风险。此外，通过肛门指检，可以快速地检查前列腺是否出现病变，两种方法可结合进行，建议体检频次是每年 1 次。

以上就是 40 岁男性必做的 8 项检查。总之，在 40 岁以后进行常规体检是维持我们身体健康的有效举措。值得一提的是，每项检查前的注意事项，受检人都要了解清楚，并严格遵守，以免影响检测结果的准确度。

如果是做精液常规分析，受检人在检测前的 3～5 天就要避免同房。前列腺彩超检查需要患者事先憋尿充盈膀胱，那么受检人可以在去医院前就排空尿液，到医院后再饮用 500～1 000 ml 矿泉水。

体检常见8大误区，小心别“中招”！

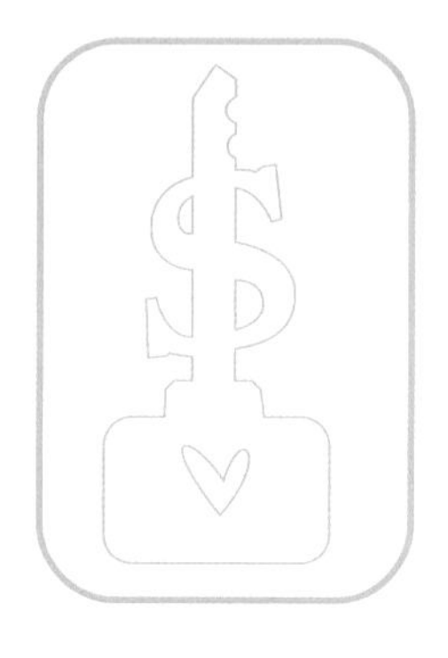

X射线有辐射，会致癌，绝对不能做？吃完早餐再抽血也可以？出现“阳性”就有生命危险？别再被这些“误区”洗脑了！

随着健康意识的提高，体检已成为大部分人每年一度的经历，入职体检、基础防护体检、官方爆款体检等，各种体检套餐层出不穷，让人看得眼花缭乱。这其中各种“伪科普”“假医学”也正“蚕食”着人们的认知，荼毒着人们的健康。所以，我们有必要从科学的角度来纠正这些体检“谣言”。毕竟体检也不是例行公事，体检报告也不是一张“考完了”就能扔一边的“成绩单”。它是我们了解自身身体健康状况的起点，是守护我们人生财富的钥匙。

接下来，我们就来盘点那些“离谱”的体检误区，让你重新定义对体检的认知。

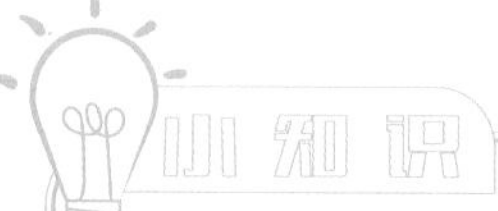

盘点那些离谱的体检误区

误区一：X线检查有辐射会致癌，绝对不能做？

误区二：吃过早餐再抽血不影响体检结果？

误区三：大便“正常”就不需要检查了？

误区四：尿检不重要？

误区五：胶囊内镜一定比传统内镜好？

误区六：体检出现“阳性”就代表危险？

误区七：复查和就诊只是套话？

误区八：体检指标一切正常，就无需预防？

误区一:X线检查有辐射会致癌,绝对不能做?

借助X射线对不同物品穿透能力不同的特点,X射线能帮助医生较为直接地观察到患者体内受伤的部位,尤其是那些“肉眼不可见的伤”,比如,如果发生骨折,医生无法用眼睛直接观察到患者骨头裂缝在哪,但X线检查就可以反映出来。

这也是为什么X线检查在临床上被广泛应用的原因。但X射线也有一个众所周知的缺点,就是辐射。X射线对生物细胞有一定的妨害和破坏作用,过量的X射线照射机体后,会影响机体的正常机能,造成染色体异常,增加一些疾病的发生(如白血病),甚至会导致癌症,因此很多人会拒绝做透视。

但其实一两次X射线照射,辐射量很小,并不会给人体的健康造成影响,更别说致癌了。此外,X射线的辐射危害受辐射性质、照射部位、剂量等因素的共同影响,其中,X射线剂量就是一个尤为关键的因素。医学检查采用的X射线剂量都很小,都是在安全剂量之内,所以偶然一次两次的胸部透视、骨骼X线片或血管造影,都不会对人体造成危害。

不过谨慎也是应该的,毕竟水滴石穿,长时间暴露在辐射下肯定会对身体造成损伤,尤其是孕妇。虽然研究表明,孕妇在妊娠期的18~85天内,10 mSv(“毫希弗”,辐射量的国际标准单位是“西弗(Sv)”)就可引起致畸效应,但其实这是一个很不容易达到的条件,10 mSv需要孕妇连续接受100次胸透检查才能达到。但避免辐射总归是必要的。所以这里建议,孕妇在行X线检查时,最好在腹部穿戴铅衣等物品来增加防护,尽可能地减少辐射对胎儿的影响。

误区二:吃过早餐再抽血不影响体检结果?

大家是不是都有过这种疑问:为什么抽血检查一定要空腹进行呢?

作为体检的常规项目,血脂、血糖、肝功能、肾功能等项目的体检,都有个约定俗成的规矩,就是要求受检人空腹。有的人早上抗不了饿,有的人认为吃一顿早餐没什么,不会影响体检结果,所以就没有遵守体检规则,导致检查结果出了问题。

为什么抽血前一定要空腹呢?

因为空腹状态下,最能反映人体血液中各种指标的实际情况。进食后,食物中的一些成分进入血液,会使血液中某些成分的浓度增高,从而影响检测结果的准确性。

比如,测血糖时,如果检测前的8小时内受检者吃了甜食,那么体内的血糖水平会有明显升高的现象,这就和他真实的空腹血糖水平有所出入,影响结果准确度,很容易被医生误判成糖尿病。再比如,测血脂时,如果你没有空腹,体内的甘油三酯水平会明显升高,这都会影响你的检查结果。

所以,为了保证验血项目的准确性,医院一般会要求患者在检查前的8小时内不再进食。大家一定要严格遵循医嘱来检查。

误区三:大便"正常"就不需要检查了?

粪便隐血试验是测定消化道出血的一种方法,主要用来检验那些肉眼不可见的消化道出血情况。

对于一些消化道慢性出血的患者,因为消化道出血量较少,所以其粪便外观没有什么异常改变,这个时候,就要对他们进行粪便隐血检查,这对消化道恶性肿瘤的早期筛查有着举足轻重的意义。又因这个方法的快速、简单,所以到目前为止,它仍是当今大肠癌普查中使用最广泛而且评估最多的一项试验。

然而很多人,因为羞耻或者觉得脏污而抗拒这项检查,他们表示自己的大便很正常,没有任何不适,不想被医生肛门指检!还有的人觉得,粪便隐血试验会有误差,存在"假阳性"可能,所以即使检查结果有问题,也不愿意接受进一步的肠镜检查。

这些都是不对的。专家指出,随着生活节奏的加快,近年来大肠癌的发病率逐渐上升，以往觉得“遥不可及”的大肠癌可能下一秒就找上你了。所以我们一定要重视这项体检项目，不要因为大便看起来没什么异常，就忽略了粪便检查的重要性。

此外，粪便隐血试验还有以下几点需要注意：

（1）为了采集有效的标本，应该收集尽量新鲜的粪便，可以选择粪块的中间进行标本收集，切记样本中不要沾染上肛门、直肠的血，这样会干扰检测的结果。此外，最好多次采集大便样本，以此来提高粪便中血液的检出率。

（2）虽然大便隐血试验前不需要患者禁食，但为了提高检验的准确率，试验前3天内，受检人要禁止食用颜色深的食物，如动物肝脏、动物血液制品、铁剂、富含叶绿素的蔬菜（如菠菜、青菜）等，这些会导致试验结果出现假阳性，同时也要避免进食一些容易导致试验出现假阴性反应的食物，比如维生素C。

（3）牙龈出血、鼻出血、经血期间，最好不要做这个试验，以免出现阳性反应。

误区四：尿检不重要？

作为体检的常规项目之一，尿检却常常因为不雅观让人避而远之。还有的人从根本上“瞧不起”尿检，觉得这是一项很“鸡肋”的体检项目。这些错误的认知会让你不能及时发现健康隐患。

尿检其实非常重要，它是医生观察我们肾脏情况的“窗户”。肾脏是个十分“克制、隐忍”的器官，不仅对夜以继日的工作模式毫无怨言，而且受了“工伤”通常也忍着不吭声，所以等它真正累倒时，往往会让人措手不及。

这也是为什么肾病早期基本没有症状，等到发现时，情况已经变得很严重了。而尿检却能打破这种弊端，帮助医生观测肾脏的情况，帮助我们防微杜渐。

医生通过患者的尿常规分析，可以了解患者肾脏部位的情况，排查疾病，判断病症程度等。一份尿常规报告有尿蛋白、红细胞计数、白细胞计数、尿比重值、尿酸碱度、有无潜血等数据指标，这些都是肾内科关注的指标。

正常情况下，肾小球会将血液中体积较大的营养物质如蛋白留下，而将血液中体积很小的代谢废物漏过去，使大分子营养物质留在体内，而小分子代谢废物随尿液一起排出体外。但如果人体的血压和血糖含量过高，其肾小球的过滤功能就会受到损伤，即使是大分子营养物质，也会随着尿液排出体外。所以高血压、糖尿病患者需要定期做微量蛋白尿检查，这样能够更敏锐地筛查出高血压、糖尿病对肾脏功能的损害程度。

因此，尿检的重要性可想而知。此外，在平时我们也可以根据尿液的一些外观，来大致判断身体的一些状况。

（1）如果发现尿液中有不少泡沫，并且超过半小时都没有消失，那么就意味着尿液中有蛋白质的存在，也就代表肾功能可能出现问题了。

（2）如果发现尿液颜色比较深，像酱油或者浓茶一样，又或者发现尿液很浑浊，可能是尿路感染或尿中结晶引起的，出现这种情况请立即就诊。

（3）肾功能出现异常时还有一些很明显的现象，比如，睡眠质量良好但频繁夜尿，这就是肾脏功能不良的早期信号；再比如，喝水量不变，但尿量却出现骤减或陡增的情况，也是肾功能不良的表现。

总之，对于泌尿系统的一些疾病，尿常规结合泌尿系统超声是最经济有效的早期诊断手段。

误区五：胶囊内镜一定比传统内镜好？

你还在为了舒适选择胶囊内镜吗？小心因此错过最佳治疗时间。

近年来，胃肠道肿瘤的致死率让人心惊。据报道，2018 年我国结直肠癌新发 42.92 万例，死亡 28.14 万例。平均每 10 分钟约有 8 人被诊断患有结直肠癌，约有 5 人因结直肠癌去世。如此高的致死率背后映射出的，正是大众对胃肠健康的忽视。

很多人在早期胃肠道出现异常，比如胃部痉挛、反胃、胀气时，并没有重视，更没有进行及时的筛查和治疗，这就导致了很多人发现胃肠道肿瘤时，已经进入晚期了。

其实如果早期及时地进行胃肠镜筛查、诊断和治疗的话，这些悲剧都是可以避免的。然而很多人因为其侵入性和痛苦性，十分排斥和抵触胃肠镜这项检查。为了减轻痛苦，会盲目跟风，选择用胶囊内镜来替代常规内镜，这其实是不合理的。我们来看看普通内镜和胶囊内镜的区别。

普通内镜和胶囊内镜的区别

普通内镜：包括胃镜、结肠镜及单气囊或双气囊小肠镜，均需要医生进行操作，将镜子直接放入人体消化道内，痛苦大，但可进行病理活检。

胶囊内镜：通常将内镜制成类似胶囊的药物，也是一次性摄像机。患者服用胶囊进入消化道，随着正常蠕动，不停地拍摄照片，同时将照片储存在采集相片设备内，医生可以回看影像或实时监测，但不能进行病理活检。

可以发现虽然胶囊内镜的舒适度比普通内镜好，但它有个很大的弊端：不能进行病理活检。而病理活检才是食管癌、胃癌、结直肠癌这三大常见消化道癌症检验的金标准。就算你用胶囊内镜检查发现了异常，有时候医生还是会让你再做个普通胃肠镜来活检确认。

所以大家不要为了一时的舒适，盲目跟风选择胶囊内镜，这样反而会耽误一些疾病的最佳筛查时间。

不过胶囊内镜也有其独特的优势，胶囊内镜可以观察普通胃镜、结肠镜观察不到的小肠病变，但小肠肿瘤占所有消化道肿瘤的比例不到1%。

因此，如果你想更清晰地知道消化道内部的健康状况，最好还是用普通胃镜进行检查，尤其是有胃癌、结直肠癌家族病史的人，更需要重视内镜的检查，防患于未然。

误区六：体检出现“阳性”就代表危险？

很多人一看到体检报告出现“阳性”两字，就仿佛自己接受了死亡宣判一样惶恐不已、不知所措。但其实“阳性”并不代表身体出现了问题，不同体检项目的阳性所代表的意义是不同的。

盲目地恐慌会影响我们的判断能力，导致误判情况的出现，不利于我们客观正确地认识自己的健康问题，所以一定要对“阳性”有正确、科学的认知。

1. 好“阳性”是指那些有保护作用的抗体

这种情况主要是指一些对人体有保护性作用的抗体，比如乙肝表面抗体。

人体感染乙型肝炎病毒或者注射乙肝疫苗后，若人体有足够的免疫力，就会把病毒杀死，在这个过程中，机体会记录乙肝病毒特征，产生乙肝表面抗体，此时的检测结果就是乙肝表面抗体阳性。

这种乙肝表面抗体的诞生，能通过中和病毒的方式，帮助身体抵抗乙型肝炎病毒再次侵入，所以这时候的“阳性”是有积极意义的，恰恰说明人体对这种病毒有免疫力了，身体是健康的。

不过要强调的是，人体内的保护性抗体会随着时间的推移变少甚至消失，所以，要及时补打疫苗，防止病毒的侵袭。

2. “坏”阳性，多见于肿瘤标志物

人们之所以一看到“阳性”就觉得自己命不久矣，也是因为这种情况的出现。

肿瘤标志物是一种糖肽类的物质，是由肿瘤组织或肿瘤细胞合成并分泌的。我们体内的血清中会有肿瘤标志物的存在，只是含量很少，水平很低，也相对稳定。但如果抽血检验时，检测到人体血液内的肿瘤标志物含量异常增高，那么就代表这个患者可能存在某类肿瘤。

临床上最常见的肿瘤标志物是甲胎蛋白、癌胚抗原，这两种标志物的检测，对医生及患者的提示意义较大。比如，如果血清中甲胎蛋白水平明显升高（阳性），那么就提示患者可能患有肝细胞癌，但也并不意味着一定就是肝癌，还需排除其他会引起甲胎蛋白含量升高的情况；如果血清中癌胚抗原的水平升高，那么则是诊断结直肠癌的重要参考数据。

所以如果类似这样的体检项目出现阳性，受检人就要重视了，要及时去医院做进一步的检查。

总之，体检项目不同，阳性的释义也不同，大家要根据具体情况判断是否要做进一步的诊治，切莫慌张。

误区七：复查和就诊只是套话？

体检是帮助我们进行健康管理的有效手段，它能帮助我们观察自己的身体状况，对身体出现的问题进行及时的筛查和医治。

然而很多人把体检当成了例行公事，做完体检后，发现没什么大问题，就把体检报告丢在一边，对报告上面“定期复查”或“进一步诊治”等指示视而不见，结果到了下次体检时，发现以前的毛病不仅还在，有些甚至更严重了。

要知道医生在体检报告上留下的指示并不是“套话”，而是经过一系列的检查，做出的初步诊断建议，所以大家也要重视起来，千万别看看就算了。

体检的结果按照惯例会依轻重缓急的不同排序，大体分成四级：

1级：危急，也就是“红色警告”。遇到重大危急疾病时，体检中心会立即告知受检人及其家属，方便患者的救治。

比如检测出心肌梗死并发脑出血，这两种疾病都属于危重疾病，一旦同时检出，可能导致死亡，并且针对两种疾病的治疗有矛盾，发生心肌梗死需要抗栓治疗，但发生脑出血时不能抗栓，这种情况应立刻安排患者住院医治。

2级：严重，也就是“橙色警告”。指一些恶性肿瘤被检测出，这个时候患者最好立即就医，确诊疾病，排查病因，进行及时的治疗。

3级：相对稳定的疾病，是“黄色警告”。如检测出三高（高血糖、高血压、高血脂），患者可以择期就诊，遵循医生的指示，控制并改善病情。不要因为病情属于慢性疾病，就不了了之，一拖再拖，导致错过治疗良机或加重病情。

但要强调的是，对于病情稳定的乙肝患者，即便肝功能正常，没什么症状，也应定期进行健康体检，最好每半年做一次肝脏超声及甲胎蛋白检测、肝功能和乙肝病毒DNA检查，这是筛查早期肝癌的有效方法。

4级：稳定的异常发现，“蓝色预警”，如乳腺结节、肝或肾良性囊肿等疾病，以预防检测为主，每年定期复查，不必过于担忧。

误区八：体检指标一切正常，就无需预防？

有的人体检指标一切正常，就觉得自己十分安全了。

但体检并不是医生的诊断书，而是我们了解自身健康状况的指南，所以，我们不能掉以轻心。

以肺癌为例，肺部的检查主要依靠CT进行筛查。有数据表明，CT筛查能帮我们减少20%的肺癌死亡率，虽然这是一个很积极的效果，但并不代表CT检查能预防所有的肺癌。因此，体检指标的正常，只能代表你这一阶段身体状况的良好，并不代表以后一直是安全的。所以大家一定要做好健康管理中的预防工作。对于肺癌的预防，最主要的措施就是远离烟草、少吸烟，尤其是二手烟，烟草里的尼古丁是危害肺部健康的重要因素。

再比如甲状腺结节，如果是良性结节，且没有憋气、影响吞咽等症状，又不影响美观的话，基本可以不用处理，定期进行相关检查就可以。我们还可以通过保持良好的心情来预防甲状腺疾病的发生，因为甲状腺是一个内分泌器官，生气、压力大、过度焦虑都会使内分泌系统发生紊乱，从而影响甲状腺激素的分泌。

对于幽门螺杆菌，世界卫生组织表示，幽门螺杆菌感染者患胃癌的危险性是正常人的2～3倍，所以，在日常生活中，我们一定要避免幽门螺杆菌感染，在外饮食时，要避免经唾液传播，就餐时尽量使用公筷，即使在家吃饭，也最好实行分餐，或者使用公筷、公勺，专门准备自己用的餐具，记住不要互相夹菜。

总之，体检只能算我们了解和获悉身体健康状况的起点，并不是终点。我们应该像管理财富一样去管理健康，这样才是对我们自己的人生负责。

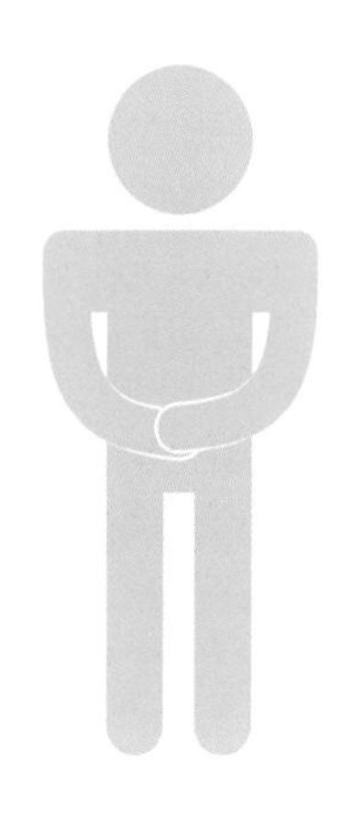

男性不育篇

什么是男性不育？

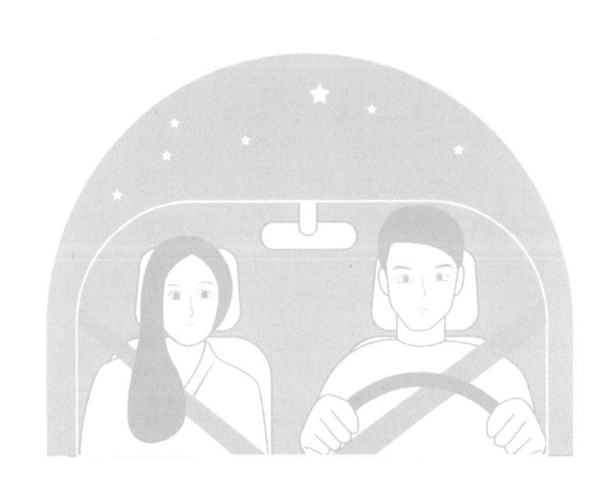

清晨六点半，当城市的街道还处在静谧中时，医院生殖中心的门口早已热闹起来，这些来自五湖四海的男男女女因为同一个问题——不孕不育相聚于此。

小陈，今年 29 岁，就是这浩浩荡荡人群中的一员。他和妻子积极备孕一年了，妻子的肚子却没有任何动静，刚开始小陈以为是妻子的身体出了什么问题，于是陪伴妻子进行了各项不孕筛查，但是检查结果均显示正常。这让他们苦恼不已，于是这天还没亮，就再次驱车来到市中心医院的生殖科就医检查了，经过长途跋涉、排队挂号和几个小时漫长的等待后，这对年轻夫妻终于见到了医院生殖科的主任。

见到医生后，小陈就开始了他忧心忡忡的赘述，听完他们的基础情况后，医生建议小陈做精液常规分析，这一做，发现问题出在小陈身上，其异常形态的精子高达 99%，这才是他们小两口没有备孕成功的原因。

生活中，诸如小陈这样的夫妻不胜枚举，想要孩子，却总是怀不上，不少家庭就有刻板印象，认为怀不上孕就是女方的责任，但其实无法受孕也有可能是男方不育导致，也就是“男性不育症”。

什么是男性不育症呢？在了解这个概念之前，我们先来介绍一些“不孕不育”的概念，这样能让我们更加清楚“不孕”和“不育”之间的区别。

孩子不仅是一段姻缘中的“爱情结晶”，有时候也是维系家庭关系的纽带。然而据统计，在中国每年都有至少 5 000 万人正饱受不孕不育带来的煎熬。此外，《中国不孕不育现状调研报告》发布，2020 年，我国育龄夫妇发生不孕不育症的比例高达 12.5%～15%，也就是说，每 8 对育龄夫妇中至少有 1 对面临生育方面的困难，而且不能生育的夫妻呈年轻化的趋势，越来越多的年轻小夫妻因为不孕不育到医院就诊。

严峻的形势不得不引起我们深思，究竟是什么导致不孕不育发病率的飙升，针对不孕不育该如何自测、检查？我们先来看看“不孕不育”的诊断依据。

1. 不孕的诊断依据

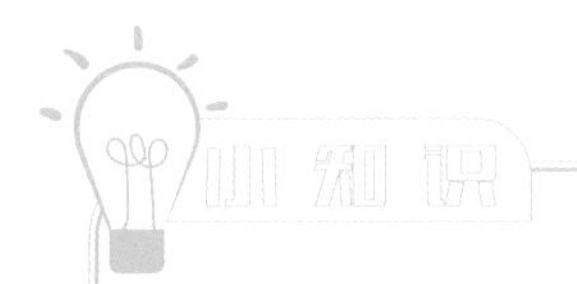

什么是不孕不育?

不孕是指正常育龄夫妇婚后有正常性生活，在1年或更长时间，不避孕，女性也未怀孕。不育一般指男性不育症，正常育龄夫妇婚后有正常性生活，在1年或更长时间，不避孕，也未生育，称为不育。

不孕不育的诊断依据又是什么？

如果你和你的对象同居 1 年以上，有规律的性生活，没有使用任何避孕手段，但还是没有怀孕，就要考虑不孕不育的问题了。

有些夫妻由于工作原因或者一些外界因素，会有两地分居、熬夜等情况，导致性生活极其不规律，甚至有可能一两个月也没有一次同房，这种情况导致没有怀孕的夫妻，先别着急往医院跑，两个人先进行规律性生活再说，可以每周 2～3 次。

有的夫妻刚结婚未采取避孕措施，有规律性地“备孕”了两三个月没怀孕，就火急火燎地到医院检查自己或者对方是不是不正常。这种情况可能是由于备孕时间太短，可以再继续试一试。

导致女性不孕的原因大家都听说得比较多，可以大致分为盆腔因素和排卵因素，比如输卵管病变导致的不孕，或者子宫、宫颈等异常导致的不孕。而关于男性不育症，大家都知之甚少，所以接下来，就重点聊聊男性不育症。

2. 男性不育症

很多人以为不孕不育只是女方的问题，但其实男性导致女性不孕的情况在不孕不育中也占有相当大的比例。据统计，目前全世界不孕不育患者中男性因素约占 40%。而引起男性不孕不育的主要原因有“精液异常”，也就是我们常说的少精、弱精、畸精、无精等情况，涉及精液的量，精子颜色、气味以及精子的数量、形态、活力等有没有异常。其他原因还包括性功能障碍，比如阳痿和早泄等，再或者是性腺感染，如附睾炎、前列腺炎、精囊炎等。

3. 男性不育的自我诊断

那么男性如何知道自己是否不育呢？我们可以通过一些临床症状来进行自我诊断。根据发病原因不同，男性不育的前期表现也不同。

对男性来说，可以通过观察自己的睾丸和精液来进行一个基础的自测。

睾丸在阴囊里，呈卵圆形，左右各一个。如果你发现睾丸少了一个或者两个都没有，那么有可能是隐睾或者无睾症，需要尽快到医院检查。

一个合格的睾丸，长 3～4 cm，厚 1～2 cm，宽 2～3 cm，大小就如同一枚鸡蛋一样，轻压的时候，比较柔嫩，而且会有弹性，不会让男性有痛感。此外，触摸起来也没有崎岖不平的感觉，如果有男生感觉自己的睾丸跟鹌鹑蛋一样小，或者质地像豆腐一样软，就要去找男科医生评估一下生育能力了。

一般来说，如果睾丸体积小于 12 ml，那么就意味着精液中精子数量可能会比较少，甚至没有。

而精液的体积、颜色、气味和液化时间，都是观测精液正常与否的指标。正常男性一次射精的精液体积应在 1.5 ml 以上，正常精液液化后为比较浓稠的液体，颜色通常是均匀的灰白色，或是淡黄色，气味如同石楠花一般。如果精液看上去显得很透明，刚射出来的时候就好像水一样稀，有可能这份精液里的精子密度非常低，这时候就要重视了。

以上就是关于不孕不育的诊断依据和一些日常自测的方法，大家可以根据这些标准进行一个简单的自我评判。如果发现异常，一定要及时去医院检查。

小心，出现这些异常可能意味着不育！

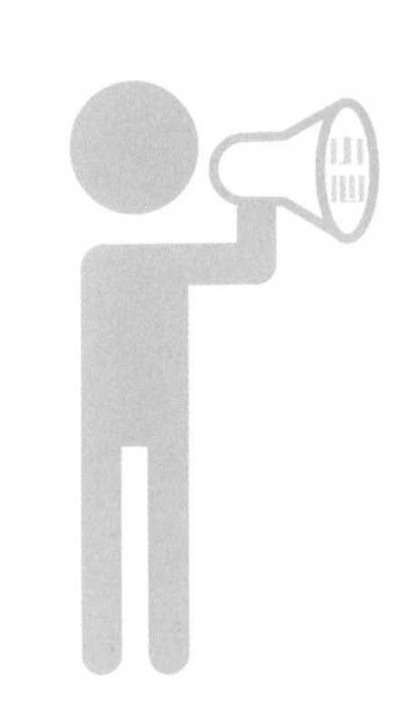

在不孕症中，男性因素导致不孕的比例和女性一样都占到了 40%，余下 10% 是男女共同因素所致，还有 10% 原因不明。在这一节中，我们来探讨一下男性不育的因素。

引起男性不育的主要原因有精液异常、性功能障碍，以及男性附属性腺感染等。

1. 什么是精液异常？

(1) 精子数量异常。一般情况下，正常男子射精一次，其精液里包含的精子浓度要大于 1500 万/ml，而男性的精子浓度一旦低于这个数值，就会被诊断为“少精子症”。少精子症会降低精子的数量和质量，使患者出现不育症，大大减少精子和卵子的相遇率，降低伴侣的受孕率。此外，从临床研究观察到，和少精子症一样，多精子症也会导致男性生育能力下降。

(2) 精子活力低下及死精症。精子的运动能力和受精的顺利与否离不开“精子质量”这个关键因素，精子质量越优，精子的活力越高，相应地女性的受精就越顺利。因为精子进入女性阴道后，必须迅速离开阴道内酸性环境，向前移动到输卵管壶腹部才能完成受精，所以精子活力异常的话，也会导致男性不育。而精子活力则根据运动质量、活动精子百分率和精子存活时间三个参数进行评估。

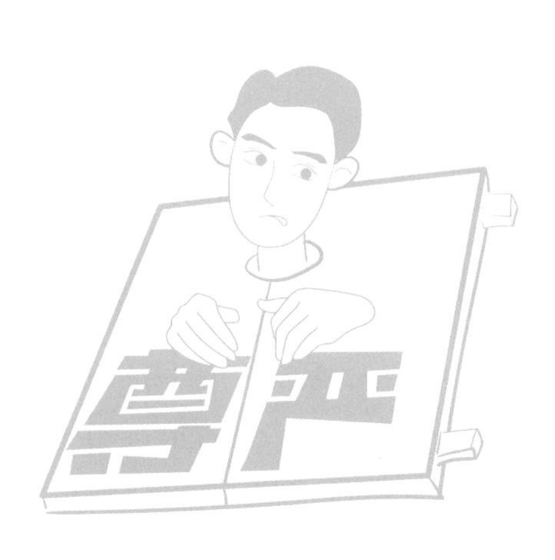

(3) 精液的颜色和气味。正常男性的精液颜色是均匀的乳白色或淡黄色,气味和石楠花有点像,带点淡淡的腥味。如果精液有很明显的黄色或者腥臭味,就要考虑生殖系统的病变,最好及时去医院做个精液检查。

(4) 精液量问题。除了颜色和气味,精液正常与否与精液量也有关。正常男性射精后能排出 2～6 ml 的精液量,低于或高于这个区间都是有问题的。其次,精液量与男性禁欲时间的长短也有关系,如果受检查者已 1 周不排精,而精液量依然低于 1 ml 或高于 8 ml,那么就提示为精液体积异常。精液量直接影响精子的活力、浓度、质量,间接影响男性的生育能力,所以也要引起重视。

(5) 精液不液化。正常男性射精后,他们的精液会在凝固酶的作用下,从流动的液态转变为比较黏稠的类似果冻的状态,这个过程会持续 10～30 分钟,之后精液又会变成流动率高、黏稠度低的液体,整个过程就叫"精子液化",精液的液化是有利于怀孕的,如果精液不液化,也就是说精液保持胶冻状,很容易造成精液难以进入子宫腔,那么自然而然就会影响受孕。

以上就是精液异常的几种表现,而影响精液异常的原因有很多,除了环境、生活规律、精索静脉曲张、隐睾、无精子症、少或弱精子症、畸形精子症、单纯性精浆异常、内分泌病症等影响睾丸生精功能的各种因素外,遗传因素也是影响精液正常与否的因素之一。男性染色体异常和 Y 染色体长臂无精子因子区域微缺失会影响男性精子的发育,导致少精、无精等精子异常现象,进而导致男性不育。

2. 男性性功能障碍指什么?

男子性活动是一个错综复杂的生理过程,涉及一系列条件反射和非条件反射。性活动包括性欲唤起、阴茎勃起、性交、射精和性高潮这 5 个环节,如果其中任何一个环节出现了问题,都会造成男子性活动的失败,从而导致其性功能受到伤害,这就是"男性性功能障碍"。男性性功能障碍如勃起功能障碍、性唤起障碍会导致性交频率不足,产生不射精或逆行射精的现象。

3. 男性附属性腺感染是什么？

男性附属性腺感染如附睾炎、前列腺炎、精囊炎等不仅会引起精道梗阻，而且还会使附属性腺功能发生障碍，从而导致精液成分的改变。精液成分的改变直接影响了精子的生存环境，影响精子形态和存活率而引起不育。精液中高浓度细菌损害精子的活动力，性传播所致病原体可引起生殖障碍。

以上就是引起男性不育的一些因素。在现实生活中，男性不育，往往会受到更多的猜疑和嘲笑，面对男性尊严的枷锁，很多有上述问题的男性羞于去医院检查、就医，但这只会耽误病情的医治进展。所以，为了自身的健康，也为了下一代的顺利诞生，男性更应该重视自己的生殖健康。

除了男性本身，哪些外界因素会导致不育？

在前面的章节中，我们讲述了导致不育的男性个体因素，这些因素几乎占据了男性不育症原因的80%以上。那么除了男性本身生理功能、器官病变等影响，还有哪些外界因素会导致不育呢？

1. 环境因素

一项关于生殖医学的研究表示，长期生活在污染严重的环境中，会明显提升男性不育的概率。相比于在优良环境下生活的适龄夫妇，在PM2.5浓度较高的地区生活的夫妻，其不孕不育的风险要高出20%。

此外，某些装修材料，铝、钴、铅等重金属污染，噪声污染以及微波、红外线、紫外线、X射线、γ射线等电磁辐射污染都会影响男女的生育能力。

例如，重金属易蓄积于睾丸。重金属对人体的危害非常之大，尤其是对男性。重金属会严重损害男性的生殖系统，造成其生育能力的降低。金属汞会使男同胞的性欲减退；金属锰会影响排精。总之，重金属会毒害男性的生殖系统，妨害精子的生成与运输，进而影响精子与卵子的结合。

电磁辐射会诱发基因突变，不仅会使细胞产生变异，增加精子畸形的概率，还会降低精子的活性和数量等，进而导致男性不育症。此外，电磁辐射也会诱发胚胎细胞发生变异，致使胚胎发育不良，孕妇流产率增加。所以，在日常生活中，我们一定要重视周边的环境质量，减少环境污染带来的不育风险。

2. 不良生活习惯

众多研究表明，不良生活习惯会导致男性精子密度降低，定向运动能力降低，精子畸形率增高，也会导致女性妇科疾病的发生。所以除了环境因素，不良的生活习惯也是诱发不育症的高危因素。下面就来看看哪些习惯会影响我们的生育能力：

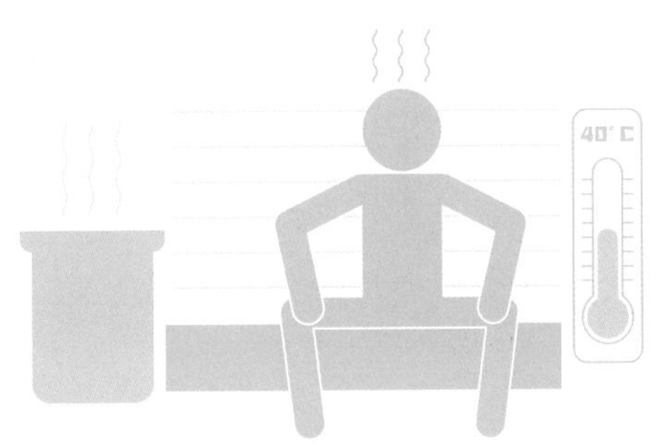

（1）男性经常蒸桑拿、用温度很高的水洗澡、穿紧身裤等也会影响生育能力。原因是精子怕热！睾丸位于阴囊内，而阴囊内的温度比正常体温要低，35.5～36.5℃的温度才能使精子正常生成。如果阴囊长时间处在高于体温1～2℃的环境中，就会影响男性的生精系统。

（2）吸烟、酗酒。烟草、酒精不仅会降低男性的精子质量，也会影响女性卵子的质量，降低彼此受孕的可能性。所以备孕的夫妻一定要远离烟酒。

（3）熬夜会使我们机体抵抗力下降，导致不育。

（4）精神压力过大也会影响精子或者卵子的质量，使男性不育、女性不孕。

（5）久坐、久站、缺乏锻炼。久坐、久站可能会导致男性精索静脉曲张，从而使精子质量降低。

所以，在生活中，我们要格外重视个人生活习惯的规律性和环境卫生的清洁性，避免不良习惯，以及有毒、有害物质对男性生殖健康造成损害。

关于男性不育，这些知识你也要了解

1. 男性不育是否会遗传?

在前文中，我们就说过不孕不育很常见，几乎每 8 对夫妻中就会出现 1 对夫妻有不孕不育的困扰，那么这个病症是否会遗传呢？对于希望通过试管手术得到孩子的患者来说，这可能是一个很关键的问题。

如果上一代导致不育的原因是由遗传疾病引起的，那么下一代很可能会遭遇同样的疾病困扰。反之，如果是非遗传因素导致的男性不育，如精神压力大、环境污染、药物手术引起的弱畸形精子等因素导致的不育症是不会遗传给下一代的。对于这类不育症，患者通过治疗，大多都能治愈。

那么有哪些遗传因素会引起不育症呢？通常情况下遗传因素主要分为染色体异常、单基因遗传病和多基因遗传病三种。而染色体异常，往往就是引起可遗传性不育症的最大因素。

2. 染色体异常引起的遗传性不育症

染色体异常是指由于染色体数量发生异常或染色体结构发生异常而引起的遗传病。我们知道正常人体内包含 44 条常染色体和 2 条性染色体，女性的性染色体为 2 条 X 染色体，男性的性染色体为 1 条 X 染色体和 1 条 Y 染色体。无论是常染色体异常还是性染色体异常，都会给后代带来非同小可的损害。因为染色体是我们继承父母遗传物质的载体，它的完整性决定了人体功能结构是否正常。一旦染色体出现异常，后果将非常严重，会使个体的多种组织器官、功能系统发生畸变。

性染色体从胎儿时期就决定了个体的性分化、性成熟，从而影响了患者的生殖器官发育、第二性征及身高、智力等发育情况。女性性染色体异常会导致患者出现原发性闭经、月经不调、性器官发育不良等问题，而男性性染色体异常也会使患者出现生殖系统的病变，比如小睾症、无精子症、外生殖器发育差等影响生育能力的疾病，甚至还会使男性出现女性化的特征。以上这些病症都直接损害了个体的生殖能力，使他们饱受身体和精神的双重折磨。

常染色体异常会导致患者出现多种健康问题，比如智力不全、发育迟缓等，其中，染色体平衡易位是引起不孕不育症的一个常见因素。这类患者虽然外表与常人无异，但受孕后女方容易发生各种问题，比如反复流产、胎停、难产、早产等。

通常，夫妻一方为染色体平衡易位携带者，那么他们的胚胎中只有1/18的概率是完全正常（国内通用的平衡易位携带基因风险预测），孩子出生后是完全健康的；此外，还有1/18的概率为携带者，孩子可以正常出生，但孩子成年后再生下一代时，会遇到父母的问题；其余16/18的概率会导致妊娠失败或新生儿先天缺陷。

3. 染色体异常筛查

在日常生活中，我们一定要注意相关方面的筛查。那么哪些患者需要检查染色体呢？这里给出7个标准，符合这7个标准中的1个，就提示你的染色体可能出现了问题。

（1）复发性流产的夫妇。

（2）女性原发性闭经或不明原因导致的继发性闭经、不孕，男性无精子或不育。

（3）已经生育过染色体异常患儿的夫妇。

（4）有明显体态异常、发育障碍、智力低下、多发畸形或皮纹明显异常的患者。

（5）性腺及外生殖器发育异常者。

（6）女性表现为乳房不发育，B超提示盆腔未见子宫、卵巢或只见幼稚子宫，身材发育矮小等。

(7) 男性出现睾丸停止发育、发育不良以及发育过大,胡须稀疏、喉结小等。

如果出现上述表现,请及时去医院进行筛查,尤其是有家族遗传病的患者,一定要重视产前诊断、产前筛查。

警惕！男性不育的危害不容忽视！

在上节内容中，我们介绍了男性不育中遗传因素的影响，对于通过体外胚胎移植技术产子的夫妇，他们需要格外重视孩子的遗传病检查，来避免下一代不孕不育的发生。在这一节将继续讲述男性不育的危害，带大家更深层次地了解这方面的知识。

很显然，男性不育最直接的危害就是怀不上孩子，这是大家都了然于心的事。但其实男性不育还伴有很多并发症，这些并发症往往被大家忽视，却对人体健康至关重要。

1. 心理疾病

生儿育女本是爱情开花结果时的水到渠成，但对于不孕不育患者却是人生交响曲上戛然而止的音符。不管是男性朋友还是女性朋友，在面对不孕不育这个疾病时，都会产生巨大的心理压力。由性功能障碍引起的男性不育，极大地影响了男性的自信心，他们会总是处于性能力低下的阴霾中。久而久之，压力过大，精神高度紧张，会逐渐产生心理疾病，丧失信心。这不仅影响自身的身心健康，也不利于家庭的和谐，造成恶性循环。

2. 代谢性疾病

代谢性疾病可引起不孕不育，也可能引发代谢综合征或胰岛素抵抗，造成患者血糖和血脂水平紊乱以及胰岛素分泌异常，年轻患者长期发展下去还可能出现心脑血管疾病，所以，不育患者要格外重视代谢疾病方面的筛查，杜绝潜在风险的发生。

3. 诱发精索静脉曲张

精索静脉曲张可能会导致男性不育，而男性不育同样也会诱发精索静脉曲张。男性的阴囊里会有些绳索样组织，比如血管、输精管，也称为精索，精索静脉曲张就是指精索里的静脉出现异常的伸长、扩张或迂曲的情况。那么精索静脉曲张为什么会导致男性不育呢？

（1）这种病症会提高我们睾丸的温度，从而影响生精功能。

（2）这种病症会使精索静脉内外压力增加，从而使静脉血液发生回流障碍，最终给睾丸的血液循环造成负面影响。

（3）容易导致睾丸积聚一些有毒物质，损伤睾丸的生精功能。而反过来，男性不育也会诱发静脉曲张，原因是患者常有先天性瓣膜功能不良的基础病，加上后天因素的影响，如用力过猛、损伤等，就会造成男性精索静脉内的压力升高，从而使静脉发生异常扩张、迂曲。

4. 沙眼衣原体

沙眼衣原体感染也是男性不育的常见并发症之一。沙眼衣原体会引起泌尿生殖道系统的感染。相关研究表示，沙眼衣原体不仅会造成眼睛方面的损害，也会引起男性不育。沙眼衣原体的感染，还会造成男性出现不同程度的尿道炎、输精管炎和附睾炎以及性功能障碍，所以大家也要重视。

以上就是一些男性不育常见的并发症，有时候一些看似不相关的疾病，也会影响我们怀孕生子。备孕其实就像一场修行，需要夫妻双方共同克服问题，摆好心态来创造一个生命，在“好孕”的路上，任何一个环节出问题都有可能造成结果的偏差，所以大家一定要重视自己的身体健康，做好万全的准备，来迎接新生命的诞生。

男性不育高发于哪类人群？

在上一节中，我们介绍了污染、辐射、有毒的环境和不良生活习惯可能导致男性不育症。比如，有长期吸烟、酗酒恶习的人，就可能是男性不育症人群的重要组成部分。

长期吸烟，容易导致睾丸生精功能受损，造成精子数量减少、精子畸形率变高、活力降低的不利局面，严重影响了男性生育能力。据报道，每天抽20支烟的男性，精子的存活率比不抽烟人群少一半，甚至会出现多种畸形精子并存的情况，所以若备孕的男性不及时戒烟，会大幅度提高不育或产下有先天畸形子女的概率。

经常饮酒不仅会损伤肝脏，增加肝脏的负担，影响机体正常代谢功能，造成内分泌紊乱，还会危害男性的生殖系统功能，影响男性的生育功能。酒精会损伤睾丸，干扰睾酮的合成与分泌，降低男性体内睾酮的水平，导致各种男科问题，例如性欲低下、阴茎勃起功能减退、精子产出和成熟障碍。另外，酒精也会改变生殖细胞染色体的数目和结构，提高染色体异常的概率，从而使精子畸形率陡增，这些都直接或间接影响了男性的性能力和生育能力。长期饮酒的男性的精液中，精子质量堪忧，不仅精子的浓度、数量远不及正常男性，而且精子活力也很低，出现阳痿、不育、男性女性化等问题的概率也比正常男子高。

此外，根据引起不孕不育的外界因素，那些长期熬夜、精神萎靡或高度紧绷的人更要注意自己的生殖健康！比如长期加班者、IT行业工作者、医护人员等平时要注意这方面的日常检查。高温作业、毒物或放射线接触史者，如电焊工人、理发师、厨师等人群也需要注意。

关于男性精液检查，这些你要了解

无论你是否备孕，都不能忽视不孕检查这个重要的环节。在前面的章节中我们也介绍过，引起男女不孕不育的因素有很多，哪怕是生活中一个微小的细节，都可能成为不孕不育的诱因。所以我们一定要重视检查的作用。

1. 精液常规检查有哪些项目呢？

精液常规检查包括对精液量、色泽、pH 值、液化时间、精子形态与活性等常规参数的检查，具体各个项目及正常范围的一般要求，我们依据《WHO 人类精液实验室检验手册》第 5 版整理如下：

（1）检查精液是否液化。刚射出的精液呈稠厚的胶冻状，一般这种半固体的凝胶状的精液在 25℃ 的室温下静置 10～30 分钟就会变为流动的、稀薄的液体，这个过程称为液化。如果在室温下，精液静置了至少 1 个小时依旧没有液化，那就代表异常，也就是精液不液化症，这种病症会降低精子的存活率，导致男性不育。

（2）检查精液的数量。一次射精精液量的正常区间值是 2～6 ml，高于最高值或低于最低值都不好，精液量过多，会降低精子浓度，使其流动性增加，容易从阴道流出，也就影响了受孕率。而精液量过少，精子数目就随之减少，也会增加男性不育的概率。但要注意的是，排精量与男性禁欲时间和射精次数也有密切的关系，如射精间隔时间短，每次射出精液的量就会减少。

（3）检查精液外观。主要观察精液的颜色，常见的有 4 种：灰白、乳白、淡黄、棕红色。正常情况下，男性的精液一般呈质地均匀的灰白或乳白色。如果颜色是偏深的黄色，那就代表精液异常，这种情况可能是由于患者禁欲时间过长，也可能是有炎症，比如前列腺炎或者精囊炎。还有一种情况就是精液呈棕红色，这种情况也叫作“血精”，多是男性生殖道出现炎症导致的。

（4）检查精液气味。一般来说，男性精液的气味有点类似石楠花的味道。如果出现特殊的腥味则代表精液有异常。

（5）检查精液酸碱度。一般男性精液 pH 值>7.2，过酸（pH 值<7）、过碱（pH 值>9）时精子的活力均大大下降，会影响男性的生育能力。

（6）检查精子浓度和精子总数。其中，精子浓度≥15×10^6/ml 或精子总数≥39×10^6 属于正常。

（7）检查前向运动精子比例。前向运动精子指朝同一方向运动的精子，也称为“PR 精子”。朝同一方向运动的精子越多，女方的受孕率就会越大，所以“PR 精子”是衡量精子活力的有力指标。要求 PR 精子≥32%。

（8）检查精子活力。前向运动精子＋非前向运动精子≥40%，前向运动精子是指一直朝前运动的精子，那么非前向运动精子就是指精子朝四面八方运动，具有一定的随机性，因此这部分精子的受孕率就比较低。

（9）检查伊红染色精子存活率。精子是有活和死之分，伊红染色精子存活率就是看精子中活精子的比例。要求伊红染色精子存活率≥58%。

（10）检查精子的形态。要求正常形态百分率≥4%。

2. 精液常规检查的注意事项

由于精液分析受射精频度、外界气温、酸碱度及化学物质的影响，为确保精液检查结果的可靠性，采集精液检查标本时要注意：

（1）在采集精液前的 3～5 天禁止性生活。

（2）收集精液的方法，很多小伙伴说直接收集避孕套里的精液可以吗？这其实是不太靠谱的。避孕套的精液已经受到外界环境的影响了，避孕套里面的化学物质和乳胶薄膜会影响精子的活力，影响检测的准确度，所以不能用这种方法收集精液。

（3）正常来说，一般需要受检者用手淫法或体外排精的方法来排出精子，然后再将精液收集到无菌、清洁、干燥的容器内，常用广口玻璃瓶。

（4）一次射出的精液应全部收集。采精前要保持盛精液的容器温度与室温一致，还要贴好记录有受检者姓名和取精时间的标签。如果天气寒冷，还要做好保温措施，将精液放置于贴身内衣口袋中进行保温。另外，不要倾斜或倒置精液标本，尽可能在 1 小时内将精液标本送到检验处。

3. 辅助检查

当然，我们还可以做些辅助检查来帮助判断。

比如精浆生化。虽然目前精液常规分析是评估男性生育功能健康与否的基础项目，但是一些男性不育患者发现，医生看过精液常规和形态学检查的报告之后，会要求进一步检查精浆生化。这是为什么呢？这还要从精液的基本成分说起！

精液＝精子（约 5%）＋精浆（约 95%）

精浆＝精囊液（约 60%）＋前列腺液（约 30%）＋睾丸、附睾、尿道球腺液等（约 10%）

而精液中精子的数目、活力和活率与精浆的生化成分、生化性质、pH 值密切相关。

计算机辅助精液常规检查最主要的弊端就是不能鉴别雏精子和幼白细胞，而导致误诊出一些精液常规参数正常，但却是不育症的案例。这是由于精液中相当一部分白细胞会遏制精子的活力，所以一些病因不明的弱精子症应该将白细胞的干扰排开。此外，为了观测抗菌消炎的疗效，可以将一些炎症性不育患者作为观察参照物。

精浆生化检查有以下 3 个作用：

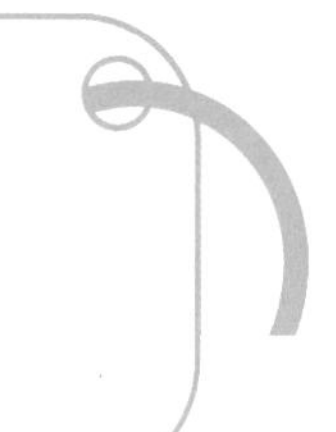

（1）评估附睾、精囊腺、前列腺的功能。

（2）判断输精管道梗阻部位。

（3）研究附属性腺对男性生育的影响。

精浆生化常规检查项目有：

(1) 精浆锌定量测定，可用来检测前列腺分泌功能正常与否。

(2) 精浆中性 α-葡萄糖糖苷酶测定，可用来检测附睾分泌功能正常与否。

(3) 精浆果糖定量测定，检测精囊分泌功能指标。

(4) 精浆弹性蛋白酶定量测定，检测生殖道感染指标。

(5) 精浆顶体酶定量测定，检测精子功能指标。

(6) 精液乳酸脱氢酶同工酶 X 测定，检测生殖功能指标。

精液里一定有精子吗？
无精男性如何进行检查？

1. 精液里一定有精子吗？无精男性该如何检查？

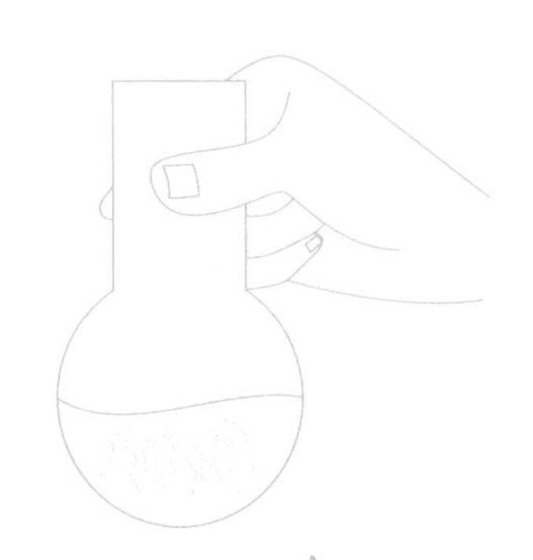

有些男同胞精液里面确实没有精子。前面我们科普过精液当中最主要的成分就是精囊和前列腺的分泌物，也就是“精浆”，占比为95%，而由睾丸所产生的精子，所占的比例不到5%！

患有“无精子症”的男性，正是缺少那5%的存在。

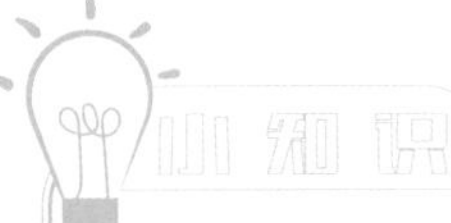

无精子症

顾名思义，就是精液里面没有精子。正常男性射精一次后，精液中能排出几千万甚至上亿个精子，而无精子症患者的精液就像一碗很稀很稀的粥，精液中的精子含量非常稀少。无精子症也是男性不育的重点“祸因”，在男性不育患者中的比例为10%~15%。

值得一提的是，患有无精子症的患者虽然不能使伴侣受孕，但是其性功能是正常的，他们可以进行正常的性生活，只是射出的精液如无本之木一般。所以，除了少部分严重内分泌异常的病例以外，无精子和性能力并无关系，也就是说无精子症患者是可以进行正常的性生活的。

2．无精子症怎么检查呢？

首先根据射精通道是否通畅可将患者分为梗阻性无精症和非梗阻性无精症，不同类型的无精症，检查方式也有所差异。

（1）睾丸活检：从睾丸上取一些活体组织进行检查，对于无精子症的患者来说，这种方法可以有效判断患者睾丸的生精功能是否有异常情况，它也是高效区分梗阻性无精症和非梗阻性无精症的手段。在检测的同时，也可以帮助医生判断患者是否存在其他潜在病变，如管间生殖细胞瘤、Frank 精原细胞瘤等。

睾丸活检的方法主要有阴囊切开活检术和穿刺活检术这两种，这两种方式各有优劣：前者的优点是能取到更多的组织标本来进行检测，方便医生作出更准确的病理诊断，但需要进行切开手术，不仅操作复杂，其创伤性也比较大，相对来说，对睾丸的损伤较大；而后者的操作就简单一点，对睾丸的创伤性也比较小，但所取得的活体组织有限，很可能影响医生的病理诊断。所以这两种方式，还是要根据受检人的实际情况来酌情选用。

（2）遗传学检查：在无精症或严重少精症患者中，有相当一部分人群被检测出 Y 染色体缺失，所以专家认为基因缺失也是导致男性不育的原因，后经研究发现，在一些少精症和一些非梗阻性无精症患者的 Y 染色体上，缺少 AZF 区的基因片段，这个 AZF 区基因缺失正是精子发生障碍的重要导火索之一。因此，对患者进行遗传学检查，能更好地帮助我们诊断患者属于哪种类型的无精症。

（3）内分泌检查：要想确认患者有无无精子症，通常需要对其血清内的相关激素水平进行检查，主要是检查患者体内的 FSH（卵泡刺激素）、LH（促黄体生成素）和 T（睾酮雄激素）的数值情况，这些激素的变化会直接或间接对睾丸的生精功能造成影响。因此，医生会结合患者的内分泌水平和其精液中生精细胞的检测结果来评估睾丸的健康状态，从而进行有针对性的治疗。

一般如果患者血清内 FSH 和 T 的水平都在正常区间，就没有必要进行下一步的检查了，但如果 T 的值比正常水平要低，那么患者需要进行更深一步的激素检查，也就是 LH 和催乳素的检查。以上就是无精症患者内分泌检查的常规项目，但值得一提的是，目前有学者认为抑制素 B 由睾丸支持细胞产生，所以相对 FSH、LH 等指标，抑制素 B 能更直接地体现睾丸的生精功能，所以他们建议在内分泌患者的激素检查中添加抑制素 B 的检测项目。

（4）精液检查：精液检查是筛查男性不育最基础的项目，也是诊断无精症的有效依据。值得强调的是，在无精子症患者的精液采集中，需要患者提供 2 份精液标本，这样可以避免精液量少的患者出现“样本不足影响诊断结果”的情况。

一般正常男性每次射精的精液量为 2～6 ml，但对无精子症的患者而言，这些精液就像汪洋大海一般，要想在其中收集到足够的精子样本，就像“大海捞针”，所以为了收集足够的精子样本，建议至少进行 3 次以上的常规精液检查，并且把精液离心以后再次检验，依然未发现精子才能被诊断为无精子症，必要时还会尝试在尿液中查找精子！

3. 为什么要在尿液中查找精子呢？

这就不得不提“逆行射精”的概念。

小知识
逆行射精
逆行射精指的是男性在性交过程中有性高潮，也有射精动作，但精液没有从尿道射出体外，而是从后尿道反流进入膀胱。

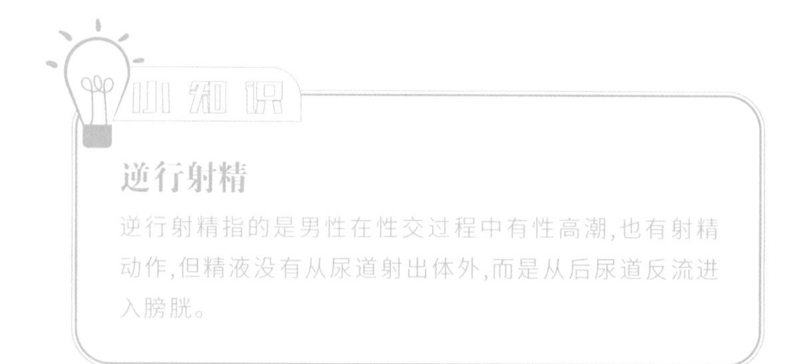

男性在射精行为伴随着一系列复杂的神经反射。正常成年男性在性生活达到高潮射精时，膀胱颈部在交感神经支配下会关闭，精液会顺利地从尿道口喷出，这样可以防止精液逆流进膀胱。

而逆行射精患者由于膀胱颈的解剖功能异常，或者泌尿道的交感神经异常，会导致膀胱颈部和尿道内括约肌的功能失调，造成膀胱不能正常关闭，从而出现精液“走错路”，逆行射精的现象。

常见的造成膀胱括约肌功能失调的原因有以下几种：

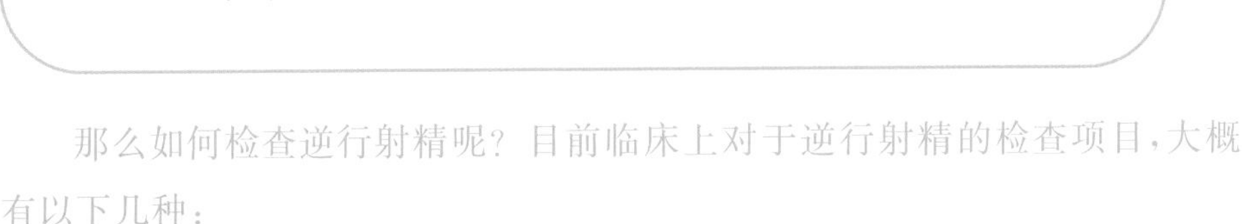

（1）膀胱、尿道、精阜的慢性炎症及先天性的尿道狭窄症。

（2）糖尿病。

（3）前列腺、膀胱、直肠手术造成局部神经功能的异常。

（4）长期服用胍乙啶、利血平等药物所致。

那么如何检查逆行射精呢？目前临床上对于逆行射精的检查项目，大概有以下几种：

（1）尿液检查：为了检测患者的尿液中是否存在精子，需要收集患者在手淫或性生活达到高潮后留取的尿液样本。将适量的、经过离心沉淀后的尿液样本涂抹于显微镜的薄片上，通过显微镜下观察患者尿液中是否存在精子，以此来诊断患者是否有逆行射精的情况。此外，为了使检测更加准确，还要明确患者的精囊能否正常排出精子，此时需要进行按摩精囊腺和前列腺后的尿液检查，来观察精子及果糖的存在。

（2）精液检查：逆行射精的患者虽然可以顺利射精，但精液中是没有精子或果糖的存在的。所以想明确诊断逆精子症，还要收集患者的精液标本，观测其精液标本中是否存在精子及果糖。

（3）前列腺液检查：采集患者的前列腺液进行检查，观察其中有无精子及果糖的存在，以确定有无继发输精管蠕动及精囊收缩而产生的精子。

此外，如果想要增加检测的准确度，建议患者可以做一个膀胱造影术，这个项目可以观察我们膀胱收缩时膀胱颈的功能是否正常。此外，还有排尿充盈造影，可用来排查后尿道或膀胱颈相关的健康问题。以上这些检查可以更确定地帮你诊断是否有逆行射精情况。

男性不育症该如何治疗？

诱发男性不育的主要原因有精液异常、性功能障碍以及男性附属性腺感染等原因。虽然男性不育症是多因素性疾病，不同的个体对治疗的反应也存在差异，但现代的治疗技术已经十分成熟了，可以治愈大部分的男性不孕症。

1. 生活干预

这种治疗方法经济、简单、便捷，适合那些由精神压力、夫妻情感冷淡或疏远或者不良的生活方式（抽烟、喝酒、熬夜）等因素导致的男性不育患者。

患者可以根据自己不育的原因来调节，如果是由于精神压力导致的，那么就要学会放松心情，懂得疏解不良情绪。如果是由不良的生活习惯引起的，那么就要改善生活方式、规律作息。

此外，还可以咨询心理医生，在医生的指导下学习基本的生育常识，与配偶建立亲密感，以此来进行更满意的性生活。这些生活上的调理，可以让他们逐渐恢复自然的生育能力，帮助他们成功受孕。

2. 药物治疗

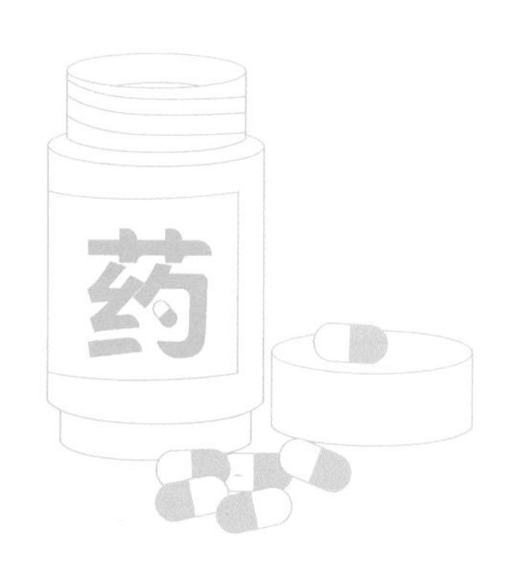

导致男性不育的因素有很多，性功能障碍、精索静脉曲张、泌尿生殖系统感染等都是不育症常见的诱因，针对不同的病因，治疗男性不育的药物种类也很多。不过，无论是哪类药物，它们共同的目的就是改善精子的质量，强化精子的能量，只不过彼此作用机制有所不同。

常用的男性不育药可以分为以下几类：

（1）激素类治疗药物。男性血清内激素水平的紊乱会影响机体的生精功能，导致其出现不育的情况。通过服用激素类的药物可以调节患者体内的激素水平，维持、改善或促进其生精功能的正常运转。常见的激素类药物有枸橼酸氯米芬、他莫昔芬等。

（2）抗氧化剂。氧化应激指人体内氧化和抗氧化作用失衡的一种生理状态，这种状态不仅会损伤精子膜，还会使遗传物质DNA发生断裂，然后诱发生精功能障碍和精子结构异常，并最终导致男性不育症的发生。所以服用具有抗氧化应激作用的药物，能保护男性精子，防止精子受损。常用的抗氧化剂有维生素E、维生素C、左卡尼汀、辅酶Q10、谷胱甘肽、番茄红素、生育酚等，这些都已经广泛用于男性不育症的治疗。

（3）抗生素。抗生素有杀菌的作用，能改善男性附属性腺感染的问题。常用的治疗不育的抗生素有头孢或者喹诺酮类抗菌药。

当然对于具体要用什么药物，医生会根据你的精液质量分析结果、身体耐药性等情况来综合判断。根据精子的生成周期，一般男性不育患者的治疗疗程是2～3个月，如果没什么效果，就要调整治疗方案。

3. 手术治疗

有一些生殖系统出现器质性病变导致的不育症，常规的药物治疗很难起到作用，这个时候医生就只能采取手术治疗的方法了。手术治疗的目的和药物治疗一样，都是为了促进精子的排放，或者方便医生直接获取精子，使患者获得自然生育的机会。

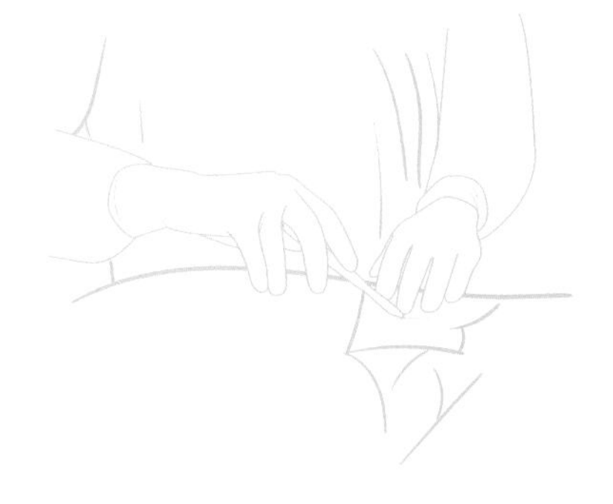

接下来介绍一下常见的治疗男性不育的手术：

（1）精索静脉曲张手术。精索静脉曲张是导致男性不育的常见原因之一。在男性不育症的患者中，精索静脉曲张的发生率高达35%，所以，给予患者进行精索静脉曲张手术，可以改善患者的生精功能。精索内静脉高位结扎是精索静脉曲张手术中比较常见的治疗方式，可以使部分患者恢复生育能力。

（2）输精管吻合手术。睾丸是众所周知的“生精工厂”，当精子在睾丸中生成后，会通过附睾、输精管、精囊、射精管和前列腺旁边的尿道这些部位排出体外，其中，输精管道的重要性不言而喻。它不仅是运送精子的管道，而且还是个“供能驿站”，可以促进精子的发育和成熟并提升其活力。

不过在输出通道中，其他部位也同等重要，它们当中任何一处发生障碍，都会导致精子的排出异常。如附睾、输精管局限性缺失或纤维化以及输精管结扎等，会造成精子排出困难的问题，从而引发输精管梗阻性不育。

据报道，输精管道梗阻在男性不育中占10%～15%，而在无精子症中则可达40%以上。

这类手术一般适用的情况有以下几种：

① 输精管结扎后想要恢复生育能力的男性。
② 外伤或手术时意外导致输精管损伤的患者。
③ 因生殖系统炎症感染而引发输精管阻塞的患者。
④ 附睾淤积症者。

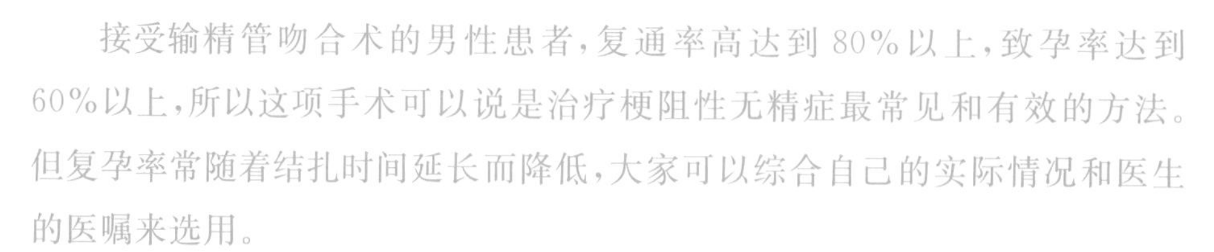

接受输精管吻合术的男性患者，复通率高达到80%以上，致孕率达到60%以上，所以这项手术可以说是治疗梗阻性无精症最常见和有效的方法。但复孕率常随着结扎时间延长而降低，大家可以综合自己的实际情况和医生的医嘱来选用。

（3）睾丸显微取精。这种手术方式适用于非梗阻性无精子症即男性睾丸本身受损而导致的生精障碍，所以这种手术比较适合那些睾丸发育不良的患

者。在排除不可治疗的遗传异常因素之后，可采用显微取精联合稀少精子冷冻技术。其优点是取精概率比活检、穿刺高得多，也能减少对睾丸的损伤，但缺点是成本较高，且需要住院一天。

（4）隐睾下降固定术。随着幼儿的生长发育，睾丸会在胚胎时期就从腰部逐渐下行到阴囊中，使其附属于阴囊内。

只有在阴囊内，睾丸的生精功能才会正常，因为精子的最佳存活温度为35℃，如果高于这个温度则生精功能会受损。

如果出现隐睾，即睾丸没有正常下降，男性就会出现不育的情况。所以这个时候，必须行睾丸下降固定术，将睾丸牵引出腹腔固定于阴囊内，使其发挥正常的生精功能，恢复正常的生育功能。

虽然男性不育的病因复杂，发病率也在逐年升高，但是通过药物或手术治疗这些常规的方法就可以使大多数不育男性恢复自然生育的能力。

但对于那些病情严重、常规治疗无效的患者，那就只能采用辅助生殖技术了，比如人工授精或者试管婴儿等，具体用哪种方式，还得根据患者的实际情况，结合医生的指导意见来选择。

备孕早知道

备孕和不备孕的孩子有差别吗？

很多人都会说自古以来，怀孕生子就是顺其自然，生的孩子照样白白胖胖的。为什么现在有这么多"门道"，究竟是"瞎讲究"还是"伪科学"？接下来我们就来一起了解备孕那些事。

其实，就算是意外怀孕，只要夫妻双方拥有健康的身体，作息规律，没有任何不良嗜好，一般宝宝都不会有太大问题。

那这是不是就代表备不备孕没有区别呢？

答案是：当然不！就像考试一样，考前充分准备的学生比裸考的学生肯定多了一份自信从容。备孕也是这样，可以起到锦上添花的作用。

那么备孕具体有哪些好处呢？

1. 让准爸妈以最佳状态迎接孩子的到来

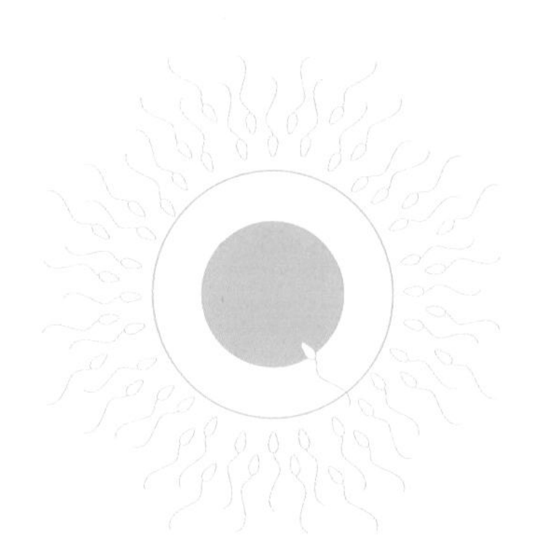

生活中，有些夫妇没有做好防护措施，意外怀孕之后，总会面临"要与不要"的抉择：要孩子吧，还没做好心理准备；不要吧，又担心流产会损害身体，影响下次怀孕的机会。而做好备孕准备的夫妻就完全没有这个顾虑。备孕就是有计划地准备要孩子，一方面，备孕夫妇已经做好了相应的心理准备，能以更加成熟的心态迎接孩子的到来；另一方面，在物质条件上，备孕夫妇也能准备充分，这样不仅有利于胎儿的发育，也有利于夫妻感情的增进。

2. 获得优质的受精卵，降低胎儿畸形率

夫妻双方做好充分的准备，调理好身体，养成一个良好的生活习惯，比如阅读育儿书籍、多加锻炼、健康饮食、作息规律等，这些措施都会给受精卵营造一个良好的生长环境。对于准爸妈来说，这会让他们分别获得高质量的精子和卵子，也更容易受孕，相应的胎儿质量也会更加优质，同时，良好的生长环境也可以降低胎儿畸形率。

在生活中，我们常常看到一些夫妇的备孕时间往往不少于 3 个月，这些都是有缘由的，因为卵子的成长周期大概为 85 天，而精子大概需要 90 天的时间，所以至少要 3 个月的时间，才更有利于精子和卵子的生长，保证它们的产出质量。

女性最佳生育年龄是 23～30 岁，男性最佳生育年龄是 25～35 岁，如果已经错过了最佳生育年龄，就更需要通过备孕来提高精子和卵子的质量。

3. 产后情绪的区别也很明显

我们都知道，因为产后雌激素、孕激素大幅度下降等原因，产妇很容易出现抑郁的情况。如果是意外怀孕的女性，她们在生产完后，往往会有种“赶鸭子上架”的感觉，无法更从容地应对产后育子的一些困难，很容易情绪低落，产生焦虑和抑郁，这样对宝宝和妈妈来说都是不利的。

而如果事先准备充分，做好备孕的措施，预想过孕期和生产后会遇到的一些难题，那么即使生产后，孕妇在坐月子期间遇到了困难，也能更沉稳、积极地应对，也就有效减少产后抑郁的发生。

所以认真备孕，不仅是对孩子负责，更有利于家庭的和谐，毕竟父母都希望自己的孩子聪明伶俐、健康平安的。

备孕、怀孕都是准妈妈的事？不，这些事准爸爸更要做好！

很多人总以为备孕、怀孕都是女方需要操心的事，与男方没有什么关系。

这就大错特错了，孕育生命是一项需要夫妻双方共同参与、携手并进的工程，作为供精方，男性精子的健康与否，不仅决定着一个生命能不能诞生，也关系着下一代的健康。

所以不要以为孕前体检只是女性的事情，男性在孕前进行体检能提高优生优育的概率。对生命的延续这件事来说，男女孕前体检都有着非同小可的意义。并且与女性孕前检查相比，男性孕前检查项目更少，流程更简便，价格也更实惠。

那么，男性要做哪些孕前检查呢？虽然每对夫妻的情况都不一样，但常见的检查项目如下：

1. 精液检查

精液检查对于男性来说尤为重要。首先，没有精子，就没有受精卵，也就没有生命的开始；其次，就算精子和卵子历经千辛万苦成功结合成受精卵，但如果精子质量不行，也会影响优生优育。所以精液检查是男士孕前检查中最重要的项目之一，它也较为直观地反映了男性生育能力的好坏。

前面我们介绍过，常规的精液检查往往需要在检查前禁欲 3～5 天，检查项目主要包括精液量、精液 pH 值、液化状态、精子数量与活力、精子形态的检查。一旦检测出精子数量减少、活力下降、形态畸形等情况，你就要警惕了，这些都有可能导致男性不育。

此外，通过精液检查还可以检查出男性生殖道有无支原体、衣原体和淋球菌的感染，因为这些感染可以导致不育或胚胎停育、流产的发生。

所以，男同胞们一定要重视精液检查，尤其是平时在高温、有辐射或有毒环境中工作的男士更要重视，这类环境很容易引起精液质量下降。

2. 泌尿生殖系统检查

男性泌尿生殖系统的疾病对宝宝的健康影响巨大，所以也是男性孕前体检中的必做项目。

男性泌尿生殖系统的检查，一般包括以下几个方面：

（1）阴茎：观察男性阴茎是否有硬结、炎症、包皮过长等发育异常。比如包皮过长时，往往会造成包皮清洁不当，容易被细菌感染，引发尿路感染，甚至会导致女方生殖道感染，进而影响生育。

（2）尿道：男性的尿道长 18～20 cm，比较细长。男性的尿道检查分为无创、有创两种类型，无创检查就是我们常见的“尿常规”检查，可以观察泌尿系统是否有炎症、感染等情况的发生。有创检查就需要用到尿道镜，可以观察尿道有无瘘孔、糜烂、下裂、硬结等情况。

（3）精索：医生会用手触摸来感受受检人输精管的硬度如何，检测其是否存在结节、压痛等情况，判断其是否有精索静脉曲张、附睾炎症这些容易引起男性不育的病症。

（4）睾丸：医生会通过手来接触、轻轻按压受检者的睾丸，以此来测量其硬度是否符合标准，大小是否正常，以及有无硬结、压痛、肿物等病变。此外，判断患者是否为隐睾。

（5）前列腺：可以通过按摩收集前列腺液来评估前列腺的健康状态，也可以通过肛诊来检查我们前列腺的大小是否正常，有没有硬结、肿物等问题。

如果发现异常，请谨遵医嘱，及时治疗。

3. 传染病检查

某些传染病，如乙肝、丙肝、梅毒、艾滋病等会在伴侣双方，亲子之间相互传播。所以我们一定要重视相关传染病的筛查，一旦出现检查异常，就会影响受孕和胎儿的发育，并需要在医生的指导下做进一步的检查和治疗。所以，为了自己和下一代的健康和幸福，在进入婚姻之前，男女双方最好做个婚检。

此外，如果你是宠物爱好者，家里养有一只或多只宠物，最好做个弓形虫筛查。有研究表明，弓形虫也会存在于精液中，影响精液和胚胎的质量。

4. 血液检查和尿液检查

血液检查的主要作用是检查受检人的血糖、血脂、肝、肾等功能是否正常，如果查出糖尿病、高血脂或者肝肾功能受损等问题，则会影响受孕。

在尿液检查中，如果是红细胞检查结果显示阳性，那么很有可能提示泌尿系统有出血的情况。白细胞异常提示泌尿系统出现了感染。而尿蛋白异常可能提示肾脏出现炎症或者是肾病。尿糖异常，则提示糖尿病。出现以上种种情况，最好先不要考虑生孩子，等治疗妥当后再备孕，否则会影响胎儿的健康。

5. 遗传病检查

孕前做好遗传病检查，也是实现优生优育的关键。遗传病指那些通过父代基因传递给后代的疾病。为了避免后代出现或携带那些致病的基因，夫妻双方都要做好孕前的遗传病检查。

医生会根据受检人自身的身体状况、自己和家人的过往病史，结合相关的检查结果，来综合评估受检者的健康状态。遗传病检查的过程中，一定要记住如实回答医生的询问，比如自己患过何种疾病，进行过哪些治疗，家族里是否有遗传病史，等等，这些情况都要一一作答，必要时还要进行染色体、血型的检查。

如果女方既往有 2 次以上自然流产或胚胎停育的情况，建议行男女双方外周血染色体检查，以排除遗传基因方面的问题。

备孕期间这么吃，还怕没好“孕”？

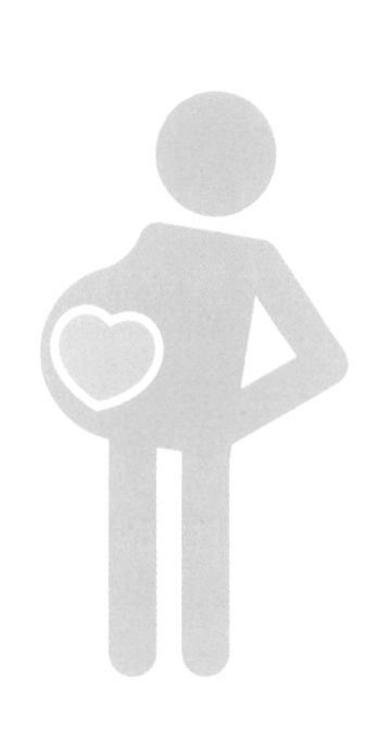

想要成功孕育出一个健康、聪明又漂亮的优质宝宝，可不是那么容易的，宝宝不仅需要一个良好的环境基础，父母还要做到科学、有效、合理地备孕。在备孕时，“吃”是众多准爸准妈的难题。

到底该怎么吃才能生出健康优质的宝宝呢？接下来我们就来探讨一下备孕期间的“好孕”食谱。根据专业医学指南，备孕期间的女性可以多吃以下食物。

1. 富含叶酸的食物

叶酸又称维生素 B_9，对孕妇尤为重要，在备孕前的3个月就可以开始补充叶酸。叶酸有利于胎盘的形成，促进婴儿器官的分化和发育，从而有效降低胎儿神经管畸形的发生率。

除了服用叶酸外，还可以多吃富含叶酸的食物，如动物肝脏和肾脏、鱼类、鸡蛋等，还有芹菜、西兰花、菠菜、小白菜、油麦菜、胡萝卜等蔬菜，水果类则有芒果、橘子、梨、香蕉、樱桃、杨梅、猕猴桃等。

2. 富含铁的食物

铁是构成血红蛋白的主要原料。怀孕后，为了满足自身的营养和胎儿的发育，母体对血红蛋白的需求量会大大增加，如果此时孕妇体内铁储备不足，很容易使孕妇出现贫血的情况。严重的话，缺铁可能导致孕妇在妊娠期出现缺铁性贫血，这不仅影响母体自身的健康，也不利于胎儿的生长和发育。对母体而言，妊娠期贫血会提升围产期心肌病、妊娠期高血压的风险；对胎儿而言，妊娠期贫血可能会导致胎儿早产、生长受限、智力迟缓等。所以，备孕期间，女性一定要注意铁元素的摄入。

如果女性本身就患有缺铁性贫血，那么应该纠正贫血后再怀孕。如果想生出更优质的宝宝，那么怀孕后要多吃一些富含铁的食物保证自己的营养，常见的富含铁的食物有红枣、樱桃、猪肝、鸭血、羊肉、瘦肉、豆制品、海带等。大家可以根据自己的饮食喜好来选择，必要时还可以让孕妇口服硫酸亚铁进行补充，可以有效预防妊娠期贫血，也有利于胎儿的生长发育。

3. 富含维生素和矿物质的食物

维生素和矿物质是维持我们新陈代谢和能量代谢的重要原料，所以备孕期间，可以准备一些复合维生素服用，以提高自身免疫力，强化身体素质，增加受孕率。这类物质常见于新鲜的蔬菜、水果和五谷杂粮中，比如西红柿、胡萝卜、菠菜、橘子、橙子、西瓜、豆类食物等都含有丰富的维生素以及人体所需的矿物质。

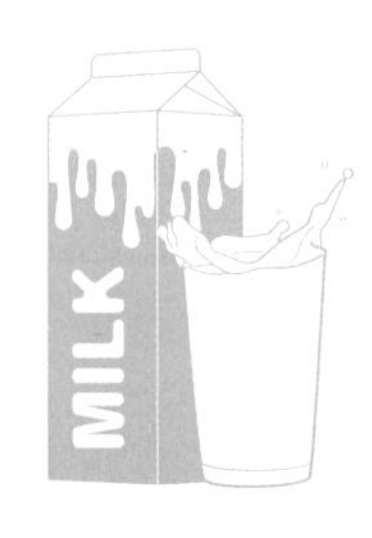

4. 富含优质蛋白质的食物

备孕期间要注意多吃富含优质蛋白质的食物，有利于增强体质，提高受孕率。常见的富含优质蛋白的食物有鸡肉、鱼肉、牛肉、蛋类、奶类、豆制品等。

5. 富含维生素 E 的食物

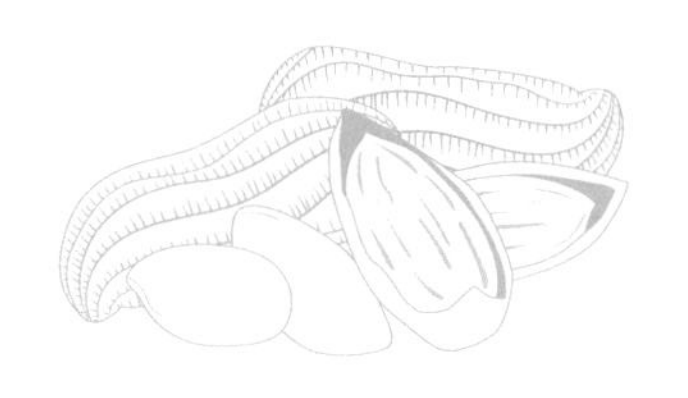

如各种坚果类食物、胡麻籽油、花生油等植物油。

6. 富含碘的食物

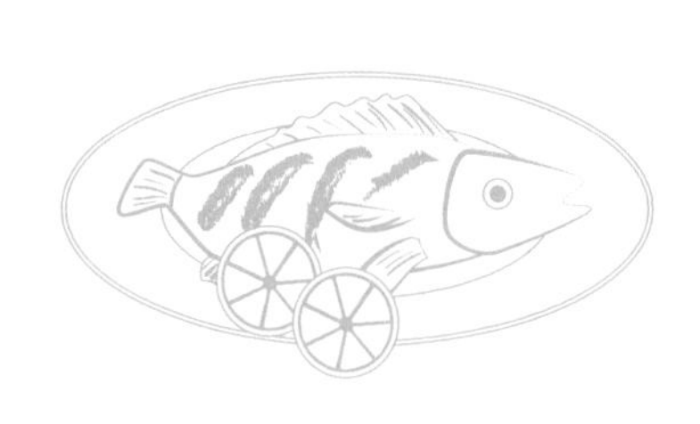

备孕期间及时、合理地补充碘，不仅能增强免疫力，还可以预防碘缺乏对胎儿神经系统和体格发育的不良影响。常见的含碘食物除了碘盐外，还有一些海产品，比如海带、贝类、紫菜等。建议备孕的女性可以每周摄入一次含碘的食品。

7. 促进卵泡发育的食物

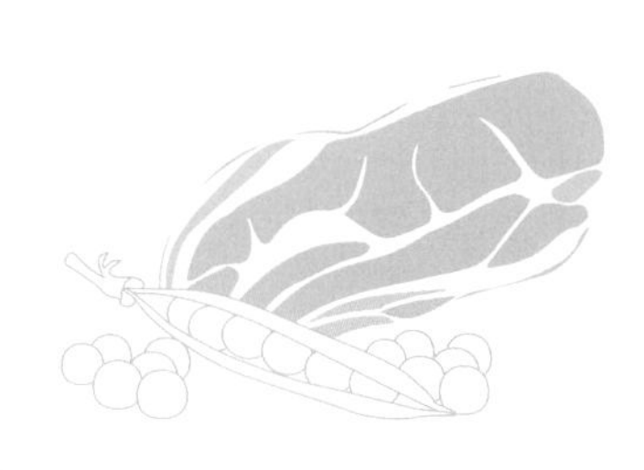

维生素A有利于女性卵泡的发育，可以帮助改善或优化女性的子宫环境。所以备孕期间，可以多吃富含维生素A的食物。维生素A的来源为类胡萝卜素和视黄醇，前者多来自深黄色蔬果，比如胡萝卜、南瓜子等，而后者主要来源于动物食品，比如牛肝、鸡蛋、鳕鱼肝油等。此外，黑豆、豆腐等豆制品都含有丰富的雌激素，能促进卵泡发育，提高优生优育的概率。

备孕期间，准爸爸可以多吃以下食物。

1. 叶酸

众所周知，备孕期间女方是要服用叶酸的，叶酸能有效预防胎儿神经管畸形。那么男性需不需要补充叶酸呢？

其实男性同样也需要补充叶酸。每天服用叶酸，男子的精子异常现象就会比平时降低30%左右。

有研究表明，如果男性体内的叶酸过少会造成精液中的染色体异常，孕育出的孩子就会有缺陷，所以备孕期间，男性也要补充叶酸。

2. 富含维生素E的食物

维生素E可以促进男性的精子生成，改善精子数量少的现象，所以备孕期间，男性可以多吃富含维生素E的食物，比如菜籽油、葵花籽油、玉米油和麦芽油等。此外，坚果类的食物中也含有丰富的维生素E，如大杏仁、花生、巴旦木等。

3. 富含锌的食物

男性精子的质量和浓度与锌的摄入有着密不可分的关系，所以备孕期间，男性可以多吃含锌的食物来提高自身的精子质量，增加妻子受孕的概率。常见的含锌食物有红肉和海鲜类食品。

4. 新鲜蔬菜和水果

新鲜的蔬菜和水果中常常含有各类丰富的维生素和微量元素，所以，不仅女性备孕的时候要多吃，男性也要多吃。

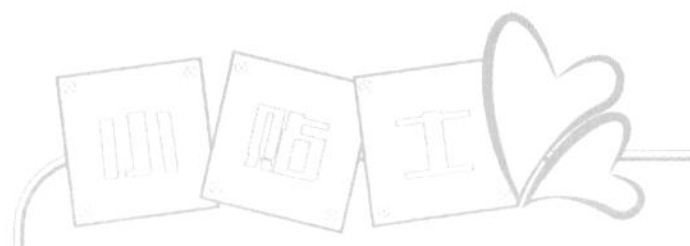

不吃腌制食物，不吃烧烤。

这类食物可能会降低精子的活力，所以在备孕期间要尽量少吃。

不吃高糖食物。

像蛋糕、巧克力这类含高糖分的食物容易增加体重，影响血糖。此外，不吃辛辣食物，少喝咖啡。

当然最重要的注意事项，就是禁烟禁酒！

如果备孕期间喝酒，生殖细胞会受到损害，导致受精卵不健康，甚至造成胎儿发育迟缓。而香烟燃烧过程中产生的有害物质也会对生殖细胞产生损害，导致胎儿畸形和智力低下。所以备孕期间，男女双方都要禁烟禁酒。